SCHWARZBUCH CORONA
Band II

DAS CORONA-ABC

Sven Magnus Hanefeld

DAS CORONA-ABC

VON ALARMISMUS BIS ZENSUR

Zweiter Band

SCHWARZBUCH CORONA

Sodenkamp & Lenz

1. Auflage August 2022
Originalausgabe

Autor: Sven Magnus Hanefeld
Herausgeber der Reihe: Anselm Lenz, Hendrik Sodenkamp
Titel: Das Corona-ABC – Von Alarmismus bis Zensur

Lektorat: Tamara Ganjalyan, Hendrik Sodenkamp
Buchsatz: Hendrik Sodenkamp, Anselm Lenz
Umschlaggestaltung: Hendrik Sodenkamp, Anselm Lenz
Imprimé en Allemagne

sodenkamplenz.de

ISBN 978-3-9822745-6-0

VORWORT

Sehr geehrter Leser,

mehr als zwei Jahre haben wir nun in der Corona-Diktatur gelebt. Viele erlebten diese Zeit als Kriegszustand. Wer eine konträre Meinung entwickelte, wurde diffamiert, solange er es nicht vorzog, sich anzupassen und möglichst nicht aufzufallen. Es ist schwer, einer Übermacht zu begegnen und angesichts der Gefahr, als Schwurbler oder Covidiot abgestempelt zu werden, scheint es manchmal klüger, seine Energien zu schonen. Die Welt ist gespalten, das Denken nicht mehr so frei, wie wir es gewohnt waren.

Der Bürger ist einer Manipulationsmaschinerie unterworfen, und es fällt schwer, die Wahrheit zu erkennen. Wir sind es gewohnt, Fernseh- und Zeitungsmeldungen zu glauben. Die Propaganda, die von den einen durchschaut und abgelehnt, von den meisten aber wohl nicht bemerkt wird, schafft das tägliche Bewusstsein. Die meisten Menschen halten alles für wahr, was ihnen tagtäglich in den Medien präsentiert wird und sind der Regierung auch noch dankbar für jede verschärfende Maßnahme, die ihr Leben angeblich schützen soll. Vielleicht sind sie auch eingebunden in Arbeitsprozesse oder ihr Glaube an Autoritäten ist all zu sehr ausgeprägt. Werden sie mit einer anderen Wahrheit konfrontiert, so sind sie pikiert und verweisen auf ihre Quellen. Der Diskurs und die freie Meinungsäußerung, die eigentlich eine Demokratie ausmachen, sind kaum mehr möglich. Und doch ist es so wichtig zu reden, mit den Nachbarn oder Arbeitskollegen im Gespräch zu bleiben, aufzuklären, offen auch dem Andersdenkenden gegenüberzutreten.

Manchmal fehlen die Argumente, und was vor allem auffällt: In dieser Zeit werden die Wörter umgedeutet, neu geschaffen, der Propaganda unterworfen. Begriffe wie zum Beispiel Demokratie, Verschwörungstheorie und Freiheit erlebten und erleben einen Bedeutungswandel. Wie die Menschen denken sollen, wird vorgegeben. So wurde »Corona-Diktatur« zum Unwort des Jahres 2020 gekürt. Da immer mehr Verwirrung um die Begriffe herrscht und um einen neutralen Wortschatz zu etablieren sowie dem kritisch denkenden Corona-Skeptiker ein Vokabular an die Hand zu geben, entstand dieses Buch. Es soll zudem Fakten- und Hintergrundwissen vermitteln.

Angesichts eines neu entbrannten Krieges in Europa erscheint das Coronaregime nun in einem anderen Licht. Aus den Medien ereilen uns mittlerweile andere Horrormeldungen. Es sieht so aus, als sei die Coronakrise vom Krieg in der Ukraine abgelöst worden, zumindest nimmt sie in der medialen Wahrnehmung nicht mehr denselben Stellenwert ein. Sie wird allerdings derzeit nur von einem neuen Konflikt überlagert, der ebenfalls nicht aus heiterem Himmel über uns hereingebrochen ist.

Eine drohende Ausweitung des Krieges in Europa ist mit neuen Ängsten verbunden; wie reagiert die Wirtschaft, ist die Energieversorgung noch gegeben, ist der Frieden eventuell auch in unserem Land in Gefahr, inwieweit könnten wir in den Krieg hineingezogen werden?

Bereits mit der Ausrufung der Pandemie wurden die Bürger in eine Schockstarre versetzt und über den Masken- und Impfzwang wurden sie mit rigiden Maßnahmen konfrontiert, auf Linie gebracht und auf Gehorsam getrimmt. Vom *Great Reset* war die Rede, von einer großen Transformation, die unsere Gesellschaft in eine neue Welt führen sollte.

Zunehmend wurde klar, dass von diesem Umbruch vor allem eine kleine Elite profitierte, nicht aber die Mehrheit der Bevölkerung, so wie dies auch bei Kriegen der Fall ist. Diente die Coronakrise womöglich der Mobilmachung für eine befürchtete oder geplante noch größere Katastrophe? Nun werden aus dem Nichts weitere Milliarden in die Kriegswirtschaft gepumpt.

Auf einen Zusammenhang des Corona-Komplexes mit dem Militärisch-Industriellen Komplex sei hier verwiesen. Begriffe wie Ausnahmezustand, *Gain-of-Function*-Forschung, Gleichschaltung, Kriegswirtschaft, *Lock-Step* (Gleichschritt), Notstandgesetze, Propaganda, Zensur und andere verweisen bereits auf einen Zusammenhang zwischen der Coronapandemie und kriegerischen Ereignissen. Bereits bei der Proklamation des Seuchenausbruchs rief der französische Minister Emmanuel Macron in seiner Rede an die Nation: »Wir sind im Krieg«.

Andere sprachen angesichts der Coronapolitik von einem Krieg gegen die Bevölkerung.

Der Kontakt zum Verlag entstand, nachdem ich am 6. Dezember 2020 während der großen Demonstration gegen die Coronapolitik in Bremen auf dem Hauptbahnhof durch Zufall Anselm Lenz über den Weg lief, den ich zuvor nur aus Videos kannte. Ich drückte ihm ein Exemplar meines bereits im November 2020 im Selbstverlag veröffentlichten Buches »Der Corona-Skandal« als Lesestoff für die Rückreise nach Berlin in die Hand. Ein paar Tage später meldete er sich zusammen mit seinem Partner Hendrik Sodenkamp bei mir mit der Idee und dem Vorschlag, ein Buch mit dem Titel »Das Corona-ABC« zu machen. Ich sagte sofort zu.

Während eines langen Telefongesprächs mit den beiden wurden die Einzelheiten besprochen. Zunächst war das Buch für Anfang 2021 geplant. Aus zeitlichen Gründen seitens Hendrik Sodenkamps kam es aber nicht zur Produktion. Er hatte anscheinend über alle Ohren mit der Wochenzeitung *Demokratischer Widerstand* zu tun. So fertigte ich Aktualisierungen an, um das Werk auf dem neuesten Stand zu halten. Die Impfstoffe wurden entwickelt und eingeführt, neue Pandemiegesetze erlassen und schließlich begann auch noch der große Krieg in der Ukraine. Nun bin ich froh, ein Buch präsentieren zu können, das die Entwicklung der ersten zwei »Pandemie«-Jahre in den Blick nimmt.

Ich möchte an dieser Stelle allen jenen Personen danken, die zum Gelingen dieses Werkes beigetragen haben, insbesondere Herrn Anselm Lenz, der mich dazu anregte, das Buch zu schreiben, Herrn Hendrik Sodenkamp, der mich hierbei begleitete, Frau Dr. Tamara Ganjalyan, die weite Teile lektorierte und Frau Beate Bahner, die eigens ein Nachwort verfasste.

Sven Magnus Hanefeld
Bremen, im August 2022

A

DAS CORONA-ABC

Alarmismus: Eine kalkulierte Panikmache, bei der Gefahren symbolisch überhöht werden. Aktuelle Ereignisse, politische Positionen oder allgemeine Trends werden als Warnungen vor unerwünschten zukünftigen Entwicklungen vorgetragen. Kennzeichnend ist der Alarmismus vor allem für die Berichterstattung der Boulevardpresse, jedoch sind auch die sogenannten seriösen Medien nicht frei davon.

Alarmstufe Rot: Kulturschaffende und -betriebe waren und sind von den Maßnahmen der Regierung in besonderem Maße betroffen, da sie nicht als systemrelevant eingestuft wurden. Viele Künstler, Schauspieler und Musiker wollten beziehungsweise durften nicht arbeiten. Die Veranstaltungsbranche litt unter den Maßnahmen sehr. Deswegen gründete sich das Bündnis »Alarmstufe Rot« und veranstaltete einige Demonstrationen. Diese richteten sich allerdings zunächst nicht gegen staatliche »Corona-Schutzmaßnahmen«, es ging lediglich um kommunale und individuelle Kulturförderung. Die Szene grenzte sich von den → Querdenkern ab. Während des zweiten → *Lockdowns* gab es von dem Bündnis auch Proteste gegen die Unverhältnismäßigkeit der Maßnahmen.

#Allesdichtmachen: Mit der Kampagne »#Allesdichtmachen« kritisierten 53 bekannte Schauspielerinnen und Schauspieler die Maßnahmen zur Eindämmung der ⇢Pandemie. In jeweils kurzen Video-*Statements* stellten sie diese ironisch stark übertrieben dar und forderten einen ⇢ *Lockdown* für immer. Unter den Teilnehmern befanden sich unter anderen Jan Josef Liefers, Volker Bruch, Dietrich Brüggemann, Ulrike Folkerts, Cem-Ali Gültekin, Ulrich Tukur und Richy Müller. Eine eigene Webseite mit den Videos war offenbar zeitweise nicht mehr erreichbar. Aufgrund des *Shitstorms*, dem die Beteiligten in der Folge ausgesetzt waren, zogen viele ihre Videobeiträge wieder zurück, so zum Beispiel Heike Makatsch und Meret Becker. Auch soll es Morddrohungen gegeben haben. Ende 2021 legten einige Schauspieler wie Volker Bruch, Wotan Wilke Möhring und weitere mit dem Interview-Format »Alles auf den Tisch« nach, indem sie sich jeweils mit einem kritischen Wissenschaftler, Arzt oder Juristen unterhielten.

Alternativmedien: Der Begriff »Alternativ« stammt aus der kulturellen Gegenbewegung zu den großen Konzernen und zum Kapitalismus. Alternativmedien zeichnen sich durch abweichende Standpunkte aus und sind somit das Gegenteil von *Mainstream*-Medien. Insbesondere durch die Digitalisierung und das Aufkommen des Internets entstanden mediale Freiräume, in denen sich Menschen jenseits des *Mainstreams* informieren, frei äußern und Netzwerke aufbauen konnten. Je mehr die Alternativmedien an Einfluss und Macht gewinnen, desto schärfer wird gegen sie von den großen Medienkonzernen und Regierungsbehörden vorgegangen, bis hin zur Zensur. In totalitären Systemen werden sie auch ganz verboten.

RT-DE, OVALmedia, Demokratischer Widerstand, KenFM und *Apolut, Rubikon, reitschuster.de, Multipolar* und *NuoViso* spielten in der Berichterstattung in der Coronazeit eine bedeutende Rolle für die Informationsgewinnung.

Die Alternativmedien nutzen häufig die sozialen Medien wie beispielsweise ⇢ YouTube, Telegram, Twitter, Facebook, die selber auch als Alternative zu Fernsehen, Radio und Printzeitungen gesehen werden. Jedoch findet in den sozialen Netzwerken zunehmend ⇢ Zensur statt. Teilweise im Zusammenspiel mit den Regierungen, aber auch unabhängig von diesen. Es ist die Rede vom entfesselten Plattform-Kapitalismus.

Antikörper: Auch Immunglobuline genannt, sind Proteine, die von den Plasmazellen im Blut gebildet werden. Antikörper stehen im Dienste des Immunsystems. Diese entstehen, wenn ein weißes Blutkörperchen auf ein fremdes Protein trifft, beispielsweise auf der Oberfläche eines Virus. Dort wird es aktiviert und wandert anschließend in die Lymphknoten oder die Milz. Hier vervielfältigt es sich, reift zu Plasmazellen heran. Diese produzieren massenhaft Antikörper. Neutralisierende Antikörper von Genesenen Covid-19-Patienten können mittels einer Plasmatherapie kranken Menschen helfen, denen sonst ein schwerer Verlauf droht.

In Island wurden in Studien schon zu Beginn des Jahres 2020 eine dreiprozentige Antikörper-Häufigkeit in der Bevölkerung festgestellt. Dies war der Beweis dafür, dass es bereits eine Grundimmunität gegenüber dem Coronavirus gab und dieses nicht vollkommen neu für den menschlichen Körper war.

Anwälte für Aufklärung (AfA): Eine Gruppe von unabhängigen Anwälten, die sich zusammenschlossen, um auf den unterschiedlichen Rechtsgebieten bei der Aufklärung der angeblichen ⇢ Pandemie zu helfen sowie zum Zwecke der Förderung des demokratischen Staatswesens. Gegründet wurde der Verein im Jahr 2020. Bis Mitte 2022 sind ihm über 200 Anwälte beigetreten. Darunter Markus Haintz (Ulm), Beate ⇢ Bahner (Heidelberg, Personenverzeichnis), Ralf Ludwig (Leipzig), Dr. Alexander Christ (Berlin), Holger Fischer, Ivan Künnemann, Christiane Ringeisen und viele andere. Ihr erster Vorsitzender ist Dirk Sattelmaier (Köln). Die Anwälte für Aufklärung arbeiten eng mit den ⇢ Klagepaten und auch mit dem ⇢ Corona-Ausschuss um Viviane Fischer und Reiner Füllmich zusammen.

Im Folgenden einige Aktionen der Anwälte für Aufklärung:

Am 13. Dezember 2020 baten sie in ihrem Dokument »Offener Brief Nr. 4« die ⇢ Leopoldina um eine eidesstattliche Versicherung über deren Aussagen zur Coronavirus-Pandemie in der 6. Ad-hoc-Stellungnahme vom 23. September 2020. Hierin war behauptet worden, der Nachweis von Virus-RNS durch den RT-PCR (⇢ PCR-Test) sei gleichbedeutend mit einer Infektion der positiv getesteten Personen. Dies wurde von vielen unabhängigen Wissenschaftlern abgelehnt. Eine Antwort seitens der Leopoldina blieb aus.

Am 19. Dezember demonstrierten 50 Rechtsanwälte in ihren Roben vor dem Bundesverfassungsgericht in Karlsruhe für den Erhalt des Versammlungsrechts angesichts einer verbotenen Versammlung in Bremen am 6. Dezember 2020.

Ferner klagten sie gegen die einrichtungsbezogene Impfpflicht. Das Bundesverfassungsgericht lehnte im März 2022 einen Eilantrag zur Außervollzugsetzung der »einrichtungs- und unternehmensbezogenen Nachweispflicht« ab. Von der Rechtsanwältin Beate ⇢ Bahner (Personenverzeichnis) gab es eine Klageaktion in Bezug auf die Unwirksamkeit der Impfstoffe.

Im Juni 2022 klagten die Anwälte für Aufklärung gegen die Corona-Impfpflicht für Soldaten vor dem Bundesverwaltungsgericht in Leipzig. Begründet wurde dies mit dem Grundrecht auf körperliche Unversehrtheit.

Appell für freie Debattenräume: Ein von dem Schriftsteller, Lehrer und *YouTuber* Gunnar ⇢ Kaiser (Personenverzeichnis) und dem Journalisten Milosz Matuschek initiierter Aufruf, der sich gegen die sogenannte ⇢ *Cancel Culture* richtete. Erstunterzeichner des Appells waren unter anderem der Tübinger Oberbürgermeister Boris Palmer, die Schriftstellerin Monika Maron, der Satiriker Dieter Nuhr, der Historiker Götz Aly und die Journalisten Harald Martenstein, Alexander Kissler, Peter Hahne und Günter Wallraff.

Asymptomatisch: Bedeutet »ohne erkennbare Symptome«. Es wird behauptet, positiv auf Corona Getestete ohne Symptome könnten bereits weitere Menschen anstecken. So hieß es Anfang 2020, in Bayern habe eine Chinesin aus Shanghai den Virus an Mitarbeiter einer Firma übertragen, angeblich war sie asymptomatisch. In symptomlosen Wirten könne der Virus unerkannt weit reisen und unterwegs viele Menschen infizieren. Die Annahme, asymptomatische Personen seien ansteckend, führte in der Gesellschaft dazu, jeden als hochgefährliche Virenschleuder zu betrachten. Die Behauptung wurde vor allem durch Christian ⇢ Drosten in die Welt gesetzt und spaltete die wissenschaftliche Debatte. Die Annahme einer asymptomatischen Ansteckung wurde in der Fachliteratur massiv angegriffen. Das Robert-Koch-Institut (RKI) schwieg hierüber, räumte später aber im November 2020 ein, sie spiele eine untergeordnete Rolle. Die Virologin Prof. Ulrike Kämmerer, Dr. Wolfgang ⇢ Wodarg, Prof. Sucharit ⇢Bhakdi (Personenverzeichnis) und andere bestritten die These von der asymptomatischen Ansteckung gänzlich und wurden dafür verfemt. Wie viele andere Wissenschaftler vertrat auch Prof. Hendrik ⇢ Streeck (Personenverzeichnis) diese Position. Auf der Lüge der symptomfreien Ansteckungsgefahr beruht das Abstands- und Maskengebot und im weiteren Sinne auch die proklamierte ⇢ Pandemie.

Atemwegserkrankungen: Diese sind eine der häufigsten Todesursachen. Jeden Winter kommt es durch sie zu einer höheren Sterblichkeit (Grippewelle). Zu den ⇢ Viren, die bei Menschen akute Atemwegserkrankungen verursachen, gehörten immer schon die ⇢ Coronaviren.

Ausnahmezustand: Ein juristischer Begriff, der einen Zustand bezeichnet, in dem Recht und Gesetz außer Kraft gesetzt werden. An die Stelle der ordentlichen Verfassung tritt ein Notstandsrecht. Notstandverordnungen gehen einher mit außerordentlichen Maßnahmen und der Ausübung von Macht und Kontrolle seitens der Regierenden. Legitimiert wird die Einsetzung des Ausnahmezustands, um einer Bedrohung aufgrund von Aufständen, Kriegen beziehungsweise Bürgerkriegen,

Wirtschaftskrisen oder Naturkatastrophen begegnen zu können. Auch Demokratien sind nicht gefeit davor, Grund- und Freiheitsrechte der Menschen außer Kraft zu setzen. Als Gründe werden hierfür globale Fluchtbewegungen, Terror oder auch Seuchen instrumentalisiert (siehe →Notstand). Auch mit der Coronakrise wurde ein solcher Ausnahmezustand künstlich geschaffen.

Als führender Theoretiker und Kritiker des Ausnahmezustands gilt der italienische Philosoph Georgio Agamben. Am 26. Februar 2020 veröffentlichte er einen Artikel zur Coronakrise, in dem er die italienische Regierungspolitik hinterfragte und analysierte. Im Juni 2020 erschien zum Thema sein Buch »Der Gebrauch der Körper«. Agamben stellte während des italienischen Corona-Ausbruchs die These auf, dass Covid-19 kaum von den Auswirkungen einer gewöhnlichen Grippe unterschieden werden könne, die Maßnahmen daher völlig überzogen seien, die Angst vor dem Virus künstlich geschürt. Diese Reaktion auf den Virus ermögliche es aber, den Ausnahmezustand zu erweitern und zu verfestigen, und dies weitgehend unwidersprochen. Sie lässt nicht nur den Widerstand gegen den Ausnahmezustand verstummen, sondern erzeugt sogar noch ein Begehren nach mehr staatlicher Kontrolle. Das Regime des Ausnahmezustands wird langfristig nachhaltig gefestigt.

Nach Agamben streben die Machthaber seit der Antike nicht nur nach der Kontrolle über die Individuen als gesellschaftliche Wesen, sondern auch nach der Vereinnahmung ihres biologischen Lebens. Sklaven bezeichnet er als Menschen, die sich nicht selbst gehören, auch sie befänden sich im Ausnahmezustand. In seinem Buch »Homo sacer« unterscheidet Agamben

B

das vergesellschaftete Wesen *(bios politikós)* und das bloße (nackte) Leben *(zoé)*, die bloß leibliche Existenz. Im Ausnahmezustand ist der Mensch dem Souverän (bzw. der Gewalt) schutzlos ausgeliefert.

Die Basis: Partei, die am 4. Juli 2020 gegründet wurde, nachdem die Internetpartei »Widerstand 2020«, die ebenfalls eine oppositionelle Coronapolitik vertrat, nur von kurzer Dauer war. Der offizielle Name der Partei lautet »Basisdemokratische Partei Deutschland« und die Kurzbezeichnung »dieBasis«. Die Gründung verlief vom Beschluss der Satzung, über die Programmgebung bis hin zur Wahl des Gründungsvorstandes einvernehmlich. Kernelemente ihrer Parteiarbeit sind die vier Säulen: Freiheit, Machtbegrenzung, Schwarmintelligenz und Achtsamkeit. Die Partei trat 2021 erstmals zur Bundestagswahl an und erhielt deutschlandweit 735.451 Erststimmen (1,6 Prozent) und 630.153 Zweitstimmen (1,4 Prozent), scheiterte also an der Fünfprozenthürde.

Basiscamp – *A Global Pandemic Exit Exercise* (dt. Übung zum Ausstieg aus einer globalen Pandemie): Planspiel-*Event* vom 20. bis zum 24. August 2021, welches von Mitgliedern und früheren Gästen der → Stiftung Corona-Untersuchungsausschuss sowie Mitgliedern der deutschen Partei »Die Basis« veranstaltet wurde und bei dem eine fiktive Übergangsregierung den Ausstieg aus der sogenannten Pandemie durchspielte. Das → Event 201, das im Vorfeld der sogenannten → Pandemie stattfand, war Ideengeber der Veranstaltung, bei der Akteure in die Rollen der Politiker und Entscheidungsträger schlüpften. Unter der Leitung des Interims-Bundeskanzlers

Reiner ⇢ Füllmich (Personenverzeichnis) wurde mit Hilfe von Experten verschiedener Bereiche die aktuelle Situation analysiert und eine Maßnahmenbewertung vorgenommen. Das Planspiel wurde durch *OVALmedia* übertragen. Eine Simultanübersetzung ins Englische ermöglichte eine weltweite Ausstrahlung.

Berufsverbot: Ein Mittel, um Oppositionelle aus wichtigen Positionen auszuschließen und abzuschrecken. Wer sich in der Coronakrise der Regierung und den Maßnahmen gegenüber kritisch zeigt, an Demonstrationen teilnimmt (solange diese noch genehmigt sind) und gedanklich mit den sogenannten ⇢ Querdenkern übereinstimmt, muss damit rechnen, seinen Beruf nicht mehr ausüben zu können, da der Staat oder Interessenverbände Ermittlungen anstellen, oder rufschädigende Kampagnen in die Wege geleitet werden. Dies gilt gleichermaßen für Politiker etablierter Parteien, für Wissenschaftler, Ärzte, Anwälte, Lehrer und viele andere Berufsgruppen.

Dem grünen Oberbürgermeister der Stadt Tübingen, Boris Palmer, drohte der Parteiausschluss, nachdem er eine Lockerung der Corona-Auflagen forderte. Er ruderte zurück. Im Herbst 2020 gehörte er zu den Erstunterzeichnern des ⇢ Appells für freie Debattenräume. Der Flensburger Grüne David Claudio Siber hingegen wechselte die Partei. Zuvor hatte er ein umfangreiches Diskussionspapier erstellt, basierend auf Material von Medizinern, Juristen und Ökonomen. Nachdem er auf einer Demonstration eine Rede gehalten und Corona mit der Grippe verglichen hatte, schloss ihn die Grüne Ratsfraktion in Flensburg aus. Auch der Präsident des Ärzteverbands, Klaus Reinhardt, wurde hart angegangen, nachdem er den Nutzen von Alltagsmasken bei der Bekämpfung der ⇢ Pandemie in Zweifel gezogen hatte. Er ruderte zurück. Genauso erging es Weltärzte-Präsident Frank Ulrich Montgomery. Die Hochschule Biberach trennte sich von Anwalt Markus Haintz. Dr. Bodo ⇢ Schiffmann (Personenverzeichnis) erhielt eine Kündigung von seiner eigenen Praxis, der Schwindelambulanz in Sinsheim. Die Staatsanwaltschaft ermittelte gegen ihn, er hätte falsche Atteste ausgestellt. Es drohte der Entzug der Approbation oder sogar eine Freiheitsstrafe. Schiffmann floh mit seiner Familie nach Tansania.Auch bei Hunderten anderen Ärzten wurden Praxis- und Hausdurchsuchungen durchgeführt, im schlimmsten Fall wurden Berufsverbote ausgesprochen.

Bill-und-Melinda-Gates-Stiftung: Mit einem Kapitalstock von ungefähr 50 Milliarden US-Dollar ist sie die größte private Stiftung der Welt. Sie ging aus der im Jahr 1995 gegründeten William-H.-Gates-Stiftung hervor, die von Bill Gates' Vater geführt wurde. Im Jahr 1999 wurde sie in Bill-und-Melinda-Gates-Stiftung umbenannt. Zweck der Stiftung ist laut ihrer Satzung die Verbesserung der Gesundheitsversorgung und die Bekämpfung von extremer Armut sowie die Ermöglichung des Zugangs zu Bildung und zur Informationstechnologie. Insbesondere hat sie sich zum Ziel gemacht, Krankheiten wie Malaria, Tuberkulose, Diphterie, Keuchhusten, Masern, Gelbfieber, Kinderlähmung und AIDS einzudämmen. Die Stiftung hat ihren Sitz in Seattle und beschäftigt etwa 1.600 Mitarbeiter.

Von Beginn an wurden auch immer direkte Zuschüsse an internationale und nationale Medienkonzerne vergeben. Auf diese Weise konnte der Einfluss bei der Verbreitung von gewünschten

Informationen in gezielte Bahnen gelenkt werden, breit angelegte Impfkampagnen und andere Projekte beworben und der »philanthropische Gedanke« hochgehalten werden.

Im Juni 2010 spendete Bill → Gates (Personenverzeichnis) im Rahmen der Kampagne »The Giving Pledge« ein Drittel seines Vermögens. 122 Milliardäre gaben ebenfalls ihr Versprechen, einen Teil ihres Vermögens für wohltätige Zwecke abzugeben. Hierbei kann dies zu Lebzeiten, unmittelbar vor oder erst nach ihrem Tod geschehen. Auch der Großinvestor Warren Buffet beteiligte sich und erklärte, 99 Prozent seines Vermögens zu stiften, wovon der Großteil in die Bill-und-Melinda-Gates-Stiftung fließen sollte.

Die Bill-und-Melinda-Gates-Stiftung ist einer der größten Geldgeber der → Weltgesundheitsorganisation. Seit der Jahrtausendwende hat sie insgesamt 2,5 Milliarden Dollar gespendet. Bill Gates wurde von dieser behandelt wie ein Staatschef, und so konnte er überall seine Vorstellung von Gesundheitsförderung durchsetzen. Es wurde einseitig in weltweite Impfkampagnen investiert, nicht aber in die Beseitigung der sozialen Ursachen der Krankheiten.

Die → Globale Allianz für Impfstoffe und Immunisierung (GAVI) wird zu 17 Prozent (1,5 Milliarden US-Dollar) von der Bill-und-Melinda-Gates-Stiftung finanziert, ebenso das Planspiel → Event 201.

Bereits im Februar 2020, als die sogenannte Pandemie in Deutschland noch gar nicht angekommen war, gab Bill Gates bekannt, 100 Millionen Dollar zur Bekämpfung des → Coronavirus zu spenden. 20 Millionen US-Dollar sollten an Gesundheitsbehörden in Afrika und Südasien gehen.

Im Juni 2020 hatte die EU-Kommission unter Leitung von Ursula von der Leyen in Zusammenarbeit mit der Bill-und-Melinda-Gates-Stiftung eine Geberkonferenz unter dem Namen »Coronavirus: Globale Krisenreaktion« einberufen, an der 40 Staaten und private Organisationen teilnahmen. Es wurden 7,4 Milliarden Euro eingesammelt. Genau die Summe, die nach Angaben des →*Global Preparedness Monitoring Board*, einem Überwachungsgremium der WHO, notwendig sei, um angemessen auf die → Pandemie zu reagieren. Das Geld floss auf intransparente Weise an Organisationen zurück, die von Bill Gates und dem → Weltwirtschaftsforum finanziert wurden.

Im Dezember 2020 stellte die Bill-und-Melinda-Gates-Stiftung mehr als 250 Millionen US-Dollar zur Verfügung, um die Entwicklung und Verteilung von Covid-19-Tests, -Behandlungen und -Impfstoffen zu beschleunigen und damit die Pandemie wieder zu beenden. Im Mai 2021 wurde bekanntgegeben, dass sich die beiden Co-Vorsitzenden der Stiftung Bill und Melinda Gates scheiden lassen. Im Februar 2022 verkündete Melinda, ihr Vermögen aus der Stiftung abziehen zu wollen.

Booster-Impfung: Es handelt sich um die dritte, vierte oder x-te Impfung (→ Impfungen). Die anfängliche Behauptung, wer zweimal gegen → Corona geimpft worden sei, habe einen vollständigen Schutz fürs Leben, wurde revidiert. Mit der Erstimpfung hat der Impfling *de facto* ein Abo erworben. Bei der

Booster-Impfung handelt es sich bislang um den gleichen Impfstoff, der schon zuvor nicht funktionierte. Hinzu kommt, dass sich der Virus laufend in seiner Struktur verändert und schon lange nicht mehr derselbe ist, welcher in Wuhan kursierte, so dass nach Aussagen einiger Mediziner eine Anpassung des Impfstoffs erfolgen müsse.

Bundesnotbremse: Am 21. April 2021 verabschiedete der Deutsche Bundestag das »Vierte Gesetz zum Schutz der Bevölkerung bei einer epidemischen Lage von nationaler Tragweite«. Mit dem Gesetz wurde der Paragraph 28b in das Infektionsschutzgesetz (IfSG) eingefügt. Es galt der 7-Tage-Inzidenzwert von 100 Neuinfektionen pro 100.000 Einwohner als Richtwert für die einschränkenden Maßnahmen der sogannten Notbremse. Eine Überschreitung über 165 führte zusätzlich zur Schließung der Schulen und Kindergärten mit Ausnahme der Notbetreuung.

Zu den Maßnahmen gehörten außerdem nächtliche Ausgangssperren, die Verpflichtung der Arbeitgeber, *Homeoffice* zu ermöglichen, Einkaufen nur mit Voranmeldung und negativem Test (*Click und Meet*), Friseurbesuche nur mit negativem Testergebnis, Pflicht zum Tragen von FFP2-Masken und mehr. Daneben wurde die Bundesregierung im ebenfalls neu aufgenommenen Paragraphen 28c IfSG ermächtigt, bundesweite Sonderregelungen für Geimpfte und Getestete zu schaffen, zum Beispiel touristische Hotelübernachtungen zu verbieten.

Sowohl AFD, FDP und die Partei Die Linke stimmten mehrheitlich gegen die Notbremse. Die FDP bemängelte die Inzidenz als alleinigen Maßstab, welche völlig ungeeignet sei. Auch die Kritik der Partei Die Basis richtete sich gegen die Inzidenzzahl als Indikator, da sie von der Anzahl der Tests abhing, die keine Infektionen nachwiesen. In keinster Weise bildete die Inzidenzzahl das tatsächliche Krankheitsgeschehen ab.

Der Widerstand gegen das Gesetz war immens. So demonstrierten Zehntausende Bürger auf der Straße des 17. Juni nahe des Bundestages am Tag der Abstimmung. Gegen das sogenannte Infektionsschutzgesetz 4.0 wurden beim Bundesverfassungsgericht über 400 Beschwerden und Anträge auf Erlass von einstweiligen Anordnungen eingereicht. In den meisten der Anträge ging es darum, dass die Grundrechtseinschränkungen für Geimpfte so nicht mehr gelten könnten, andere hatten eine umfassende Verfassungswidrigkeit im Blick. Die Verfassungsbeschwerden blieben erfolglos, da das Bundesverfassungsgericht die Urteile in den November 2021 verschob.

Die »Bundes-Notbremse« galt zunächst bis zum 30. Juni 2021 und wurde dann modifiziert. Am 7. September 2021 führte der Bundestag die Hospitalisierungsrate als neuen maßgeblichen Indikator für das Pandemiegeschehen ein. Auch wurde die sogenannte 3G-Regel implementiert. Nur Geimpfte, Getestete oder Genesene erhielten auf Vorlage einer Bescheinigung einige ihrer Freiheiten zurück. Bundesländer erlangten wieder mehr Eigenbestimmung und konnten mit Hilfe der sogenannten Warnstufen lokal auf Infektionsgeschehen reagieren.

Am 30. November 2021 entschied das Bundesverfassungsgericht, dass die Notbremse in allen Punkten zur Pandemiebekämpfung »angemessen und verfassungsgemäß« gewesen sei.

C

Somit galten alle Beschwerden gegen die Bundesnotbremse als zurückgewiesen. An der Rechtmäßigkeit des Urteils gab es erhebliche Zweifel und es löste heftige Kritik aus.

Später erwiesen sich die Schwellenwerte für die 7-Tage-Inzidenz von 100 beziehungsweise 165 als nicht mehr relevant. Im Sommer 2022 verzeichnete das RKI Werte von durchschnittlich 600, ohne dass Maßnahmen eingeleitet wurden.

Bürgerliche Gesellschaft: Eine Gesellschaft aus freien, mündigen Staatsbürgern, die ihre persönlichen und wirtschaftlichen Angelegenheiten unabhängig von Staat und Kirche frei und autonom nach den Zwängen des Marktes regeln.

Burgfrieden: Als Corona-Burgfrieden kann der anfängliche Gemeinschaftsgeist unter den Parteien bezeichnet werden. Die Ansprache an die Nation von Bundeskanzlerin Angela Merkel im März 2020 war ein Appell an alle, auch die politischen Gegner: »Wir müssen zusammenhalten«, gemeinsames Handeln sei gefragt.

Cancel Culture: Die Tendenz, andere Ansichten und Meinungen abzuwürgen, zu zensieren, zu löschen oder ins Abseits zu befördern. Insbesondere in den sozialen Medien ist eine solche Tendenz zu beobachten. In diesem Zusammenhang wurde im Juli 2020 im US-amerikanischen *Harper's Magazine* ein Schreiben mit dem Titel »Ein Brief über Gerechtigkeit und offene Debatten« veröffentlicht, welches große mediale Aufmerksamkeit erhielt. Zu den über 150 Unterzeichnern gehörten unter anderem Autorinnen und Autoren wie J. K. Rowling,

Margaret Atwood, Salman Rushdie und Daniel Kehlmann sowie der Linguist Noam Chomsky.

CDC *(Centers for Disease Control and Prevention,* dt. Zentren für Krankheitskontrolle und -vorsorge): Einrichtungen, die es sowohl in den USA als auch im Rahmen der Internationalisierung von Organisationen in China gibt. Sie haben als Gesundheits- und Aufsichtsbehörden leitende Ausführungs- und Überwachungsfunktionen in der Coronakrise.

CEPI (Coalition for Epidemic Preparedness Innovations, dt. Koalition für Innovationen in der Epidemievorbeugung): Eine weltweite Allianz in öffentlich-privater Partnerschaft *(⇢ Public-Private-Partnership),* die im Jahr 2017 auf dem ⇢ Weltwirschaftsforum in Davos von Bill ⇢ Gates und anderen Vertretern der Pharmaindustrie gegründet wurde, um die Entwicklung von ⇢ Impfstoffen voranzutreiben, zu finanzieren und zu koordinieren.

Sie wurde zu Beginn mit 460 Millionen US-Dollar von der ⇢ Bill-und-Melinda-Gates-Stiftung, dem ⇢ Wellcome Trust und den Regierungen einiger Länder wie Norwegen, Japan und Deutschland finanziert. Sie ist mit Abstand die größte Impfstoffentwicklungsinitiative, die jemals gegen Viren ins Leben gerufen wurde. Der Hauptsitz ist in Oslo, Norwegen. Die CEPI gilt als »Schlüsselakteur« im Wettlauf um die Entwicklung der Impfstoffe gegen Covid-19.

Chinas Bürgerjournalisten: Sie wurden bekannt in der Anfangszeit der Coronakrise als die ersten, die über unhaltbare

Zustände in Wuhan berichteten. Viel wurde verschleiert. Nur das, was politisch opportun und den Machthabern genehm war, durfte gesagt werden. Insofern wurden auch die Bürgerjournalisten benutzt, um einerseits zu zeigen, es gäbe Informationen, die nicht nach außen drangen, die aber andererseits selbst auf Falschinformationen beruhten. In der Übertragungskette ist fraglich, ob die ursprüngliche Information eins zu eins im Westen ankam. Auch wenn Chinas Regime als totalitär eingestuft wird, möchte sich das Land offen, modern und demokratisch geben. In dem »Tagebuch aus Wuhan« der *Bloggerin* Fang Fang wurde zwar berichtet, wie rigide die Maßnahmen und Einschränkungen für die Bevölkerung waren, andererseits aber auch aufgezeigt, mit welcher Bravour China die ⇢ Pandemie bewältigte. Hiermit wurde die Botschaft vermittelt, dass die örtlichen Behörden anfangs nicht hart genug durchgegriffen hätten, das Zentralkomitee aber dann alles wunderbar richtete. Nun würde China einen Weg des Diskurses beschreiten.

Contagion: Spielfilm-Thriller des Regisseurs Steven Soderbergh mit Schauspielerin Gwyneth Paltrow aus dem Jahr 2011. Während sich in der Handlung eine Epidemie über die ganze Welt ausbreitet, arbeiten internationale Ärzte fieberhaft an der Entwicklung eines Gegenmittels und planen geeignete Maßnahmen zur Eindämmung der um sich greifenden Panik, denn die ist noch ansteckender als der eigentliche ⇢ Virus und bringt auch gesunde Menschen in Lebensgefahr, weil sich die sozialen Strukturen im Chaos zunehmend auflösen. Erreger der um sich greifenden Krankheit ist ein chinesischer Fledermausvirus. Viele Menschen sterben und Massengräber werden ausgehoben. Gesundheitsbehörden suchen verzweifelt einen

⇢ Impfstoff. Ein zweifelhaftes Wundermittel soll Abhilfe schaffen. Das ist nicht die Coronavirus-Kurzfassung des real eingetretenen Pandemiegeschehens, sondern der Plot des Films. Heute könnte »Contagion« fast als Dokumentarfilm durchgehen.

Es war der Drehbuchautor Scott Z. Burns gewesen, der Soderbergh einen Pandemieplot fürs Kino vorschlug. Inspiriert hatte ihn ein Gespräch mit seinem Vater, einem Wissenschaftler, über die Vogelgrippe. Dieser war überzeugt, dass die Menschheit mit einer solchen Pandemie tatsächlich konfrontiert werden würde.

Als technischen Berater zog der Regisseur Ian Lipkin hinzu, Professor für Epidemiologie und Direktor des Zentrums für Infektionen und Immunität an der Columbia Universität. Lipkin trägt in *Insider*-Kreisen den Spitznamen »Virus Hunter« (dt. Virusjäger) und wurde in Peking von der chinesischen Regierung für seine Forschungsarbeit während der Sars-Epidemie (2002 bis 2004) ausgezeichnet.

Bei der Produktion des Filmes erhielt Soderbergh Unterstützung von den ⇢ *Centers for Disease Control and Prevention* (CDC), der US-amerikanischen Seuchenbehörde.

Containment (dt. Eindämmung): Bezeichnet die erste Phase des ⇢ Nationalen Pandemieplans für Deutschland.

Corman-Drosten-Protokoll: Am 23. Januar 2020 veröffentlichte Christian ⇢ Drosten mit dem Virologen Victor Corman und weiteren ein Papier mit dem Titel: »Detection of 2019 novel coronavirus (2019-nCoV) by real-time RT-PCR« (dt. »Feststellung des neuen 2019-Coronavirus mit Echtzeit-RT-PCR«). Das Protokoll wurde am 23. Januar 2020 von der wissenschaftlichen Fachzeitschrift *Eurosurveillance* veröffentlicht. Es beschreibt ein RT-PCR-Verfahren (→ PCR-Test) zum Nachweis eines neuen →Coronavirus (auch als → Sars-Cov-2 bekannt). In China wurden zeitgleich entsprechende Arbeiten von George Fu → Gao (Personenverzeichnis) veröffentlicht.

Corman-Drosten-Review-Report: Ein Überprüfungsbericht von 22 internationalen Wissenschaftlern, der sich auf die Veröffentlichung von Christian → Drosten (Personenverzeichnis) und seinem Forschungsteam bezieht, welche am 23. Januar 2020 in der wissenschaftlichen Fachzeitschrift *Eurosurveillance* veröffentlicht wurde und welche die Grundlage für den → PCR-Test darstellte. Der Überprüfungsbericht ging am 27. November 2020 an die genannte Fachzeitschrift und beschreibt detailliert die Fehlerhaftigkeit des so bezeichneten →Corman-Drosten-Protokolls. Der Report bildet die Grundlage zur Anfechtung der Ergebnisse aller PCR-Tests, die auf jenem Protokoll beruhen. Die Wissenschaftler weisen ferner darauf hin, dass zahlreiche Interessenkonflikte von → Drosten (Personenverzeichnis) und seinen Kollegen verschwiegen wurden und bis heute werden. Das Corman-Drosten-Papier müsse aus genannten Gründen zurückgezogen werden.

Corona-Infotour: Mit einem Bus waren vom 28. September bis 31. November 2020 der HNO-Arzt Bodo → Schiffmann (Personenverzeichnis), der Laienprediger Samuel Eckert, der Rechtsanwalt Ralf Ludwig sowie der Unternehmer Wolfgang

Greulich unter dem Motto der Corona-Info-Tour in ganz Deutschland unterwegs, um über die Coronapolitik aufzuklären. Sie steuerten über 40 Städte an. Auch im Jahr 2021 waren sie wieder unterwegs.

Corona-Leugner: Ein diffamierender, diskreditierender und stigmatisierender Begriff für Coronamaßnahmen-Kritiker. Er ist unsinnig und auch direkt falsch, da kaum ein Kritiker der Coronamaßnahmen die Existenz von Coronaviren leugnet. Es verhält sich eher anders herum, dass die Befürworter des Maßnahmenregimes implizit leugnen, → Coronaviren hätte es auch schon vor der vermeintlichen Pandemie gegeben. Dennoch wird in den →Medien mit solchen Begriffen gearbeitet, um kritisch Denkende in eine Ecke zu stellen und sie darüber hinaus als gefährlich und extremistisch einzustufen. Zuvor wurde der Begriff Leugner politisch fast ausschließlich im Zusammenhang mit der unter Strafe stehenden Holocaust-Leugnung verwendet.

Coronaviren: Ein zunächst aus der Tierwirtschaft bekannter Erreger. Die Infektiöse Bronchitis wurde erstmals 1931 in North Dakota, USA, als neuartige Erkrankung der Atemwege bei wenige Tage alten Küken beschrieben. Der dafür verantwortliche Coronavirus wurde erstmals 1937 von Fred Beaudette und Charles Hudson aus Hühnern isoliert. Inzwischen ist der Befall eine weltweit vor allem bei Hühnern, aber auch Fasanen verbreitete hochansteckende Erkrankung, die durch zahlreiche verschiedene → Serotypen des sogenannten *Avian Coronavirus* (dt. Vogel-Coronavirus) verursacht wird. Dieser Virus führte bei Hühnerhaltern aller Nutzungsrichtungen zu großen Verlusten in den Beständen.

Die Geschichte der menschlichen Coronaviren begann 1963, als die schottische Virologin June Almeida einen Coronavirus unter einem Elektronenmikroskop untersuchte. David Tyrrell und Mark Bynoe forschten ebenfalls an dem neuartigen Virus und nannten es B814. Sie nahmen zunächst an, dass es sich um einen Rhinovirus handelte und identifizierten ihn als eine Ursache der ⇢ Grippe. Er wurde in menschlichen Gewebekulturen gefunden, die aus der Luftröhre eines an Grippe erkrankten Erwachsenen gewonnen wurden. Etwa zur gleichen Zeit konnten Dorothy Hamre und John J. Procknow aus Proben von Medizinstudenten mit Erkältungen einen Virus mit ungewöhnlichen Eigenschaften in der Gewebekultur isolieren.

Während seiner Arbeit im Labor von Robert Chanock an der Nationalen Gesundheitsbehörde NIH berichtete Kenneth McIntosh über die Gewinnung mehrerer Stämme ätherempfindlicher Wirkstoffe aus den menschlichen Atemwegen unter Verwendung einer ähnlichen Technik wie Tyrrell und Bynoe. Diese neue Gruppe von Viren wurde seit 1968 als *Coronaviridae* bezeichnet, zum ersten Mal in der Zeitschrift *Nature*. Corona bezeichnet die Kronenform des Virus, die sich unter dem Elektronenmikroskop abzeichnet.

Laufende Forschungen mit serologischen Techniken haben zu einer beträchtlichen Menge an Informationen über die menschlichen Coronaviren geführt. Es wurde festgestellt, dass in gemäßigten Klimazonen Infektionen mit respiratorischen Coronaviren im Winter und Frühling häufiger auftreten als im Sommer und Herbst. Die Daten zeigten, dass Coronaviren jedes Jahr zu 30 Prozent an allen Erkältungskrankheiten beteiligt sind.

In den drei Jahrzehnten nach der ihrer Entdeckung wurden fast ausschließlich die menschlichen Stämme OC43 und 229E untersucht, vor allem, weil sie am einfachsten zu verarbeiten waren. Der Stamm 229E war in den Vereinigten Staaten der Tendenz nach epidemisch, während der Stamm OC43 eher für lokale Ausbrüche verantwortlich war. Wie bei anderen Atemwegsviren war eine erneute Infektion häufig. Eine Infektion kann in jedem Alter auftreten, ist jedoch bei Kindern am häufigsten vorkommend.

Menschliche und tierische Coronaviren wurden aufgrund ihrer antigenen und genetischen Zusammensetzung in drei große Gruppen eingeteilt. Gruppe I enthielt Virus 229E, Gruppe II enthielt Virus OC43 und Gruppe III bestand aus dem infektiösen Vogelbronchitis-Virus und einer Reihe verwandter Vogelviren.

Der humane Coronavirus OC43, auch HCoV-OC43 genannt, wurde 1967 durch Kenneth McIntosh an der medizinischen Fakultät der US-amerikanischen Harvard-Universität entdeckt. Dieser war mindestens bis 2020 der verbreitetste Coronavirus. Man ging davon aus, dass dieser Virus wie alle humanpathogenen Coronaviren von einem Fledermaus-Coronavirus abstammt. Neben dem humanen Coronavirus 229E, dem humanen Coronavirus NL63 und dem humanen Coronavirus HKU1 gehört der humane Coronavirus OC43 zu den Viren, die eine gewöhnliche Erkältung auslösen können, aber darüber hinaus auch schwere Erkrankungen der Atmungsorgane hervorrufen, wie Lungenentzündungen bei Säuglingen, betagten Menschen oder immungeschwächten Personen, wie Chemotherapiepatienten oder HIV-Infizierten.

Seit den Nullerjahren des neuen Jahrtausends wurde in Verbindung mit vertiefter Forschung, zum Beispiel in Wuhan, sowie dem Auftreten von asiatischen Epidemien eine neue Terminologie eingeführt. In Zusammenhang mit den Krankheitsvorkommen sprechen wir nun von:

- Sars-Cov-1 *(Severe Acute Respiratory Syndrome Coronavirus 1)*
- Mers-Cov *(Middle East Respiratory Syndrome Coronavirus)*
- Sars-Cov-2 *(Severe Acute Respiratory Syndrome Coronavirus 2)*

Während Cov, die Abkürzung für »Coronavirus« ist, ist Sars die für »Severe Acute Respiratory Syndrome« (dt. schweres akutes Atemwegssyndrom). Seit jeher verursachen demzufolge unterschiedliche Viren das sogenannte Sars. Dieses äußert sich unter anderem in tödlichen Lungenentzündungen, welche in den Wintermonaten verstärkt auftreten.

Covid-19: Eine Krankheit mit unspezifischem Symptomspektrum, welche durch den Coronavirus Sars-Cov-2 ausgelöst wird.

Ct-Wert: Siehe ⇢ *Threshold Cycle*

Dashboard (dt. Armaturenbrett): Das *Dashboard* der US-amerikanischen Johns-Hopkins-Universität, welches laufend die Zahl der ⇢ Infizierten und Toten aktualisiert, wurde in Deutschland von den meisten Medien übernommen und trug zur Verbreitung einer Pandemie-Stimmung bei. Programmiert

D

wurde eine vergleichbare Tafel schon vor dem Ausbruch der Krise und bereits im ⇢ Event 201 wurde sie eingesetzt, um Fallzahlen an die Wand zu werfen und um eine Katastrophenstimmung zu erzeugen.

Deep State (dt. Tiefer Staat): Bezeichnung für ein eng verflochtenes Netzwerk aus Reichen, Regierungsbeamten und Lobbyisten, die sich informell organisieren und versuchen, den Einfluss der eigenen Interessen geltend zu machen. Der Begriff wurde ursprünglich in der Türkei geprägt und bezeichnete dort einen unsichtbaren Staatsapparat, der sich aus hochrangigen Personen der Geheimdienste, des Militärs, der Sicherheit, der Justiz und des organisierten Verbrechens zusammensetzte. Heute wird er allgemein auf verborgene Netzwerke in allen Ländern angewendet.

Mike Lofgren war der erste, der sich eingehend mit den Schattenregierungen in den USA beschäftigte. Im Jahr 2016 veröffentlichte er ein Buch mit dem Titel »The Deep State: The Fall of the Constitution and the Rise of a Shadow Government« (dt. etwa: Der Tiefe Staat: Vom Niedergang der Verfassung und dem Aufstieg einer Schattenregierung). Darin beschreibt er ein Netz fest verwurzelter Interessen in der US-Regierung und darüberhinaus in der Finanzelite der *Wall Street* sowie den Digitalkonzernen des *Silicon Valley*. Seiner Ansicht nach bedarf es einer Revolution, um in dieser politischen Lage demokratische Verhältnisse wiederherzustellen.

Auf Corona bezogen, wird angenommen, dass einige Akteure im Hintergrund wirkten und mit dem »Ausbruch einer Seuche«

andere Machtinteressen verfolgten. Hinweise für diese Annahme werden im ⇢ Event 201 und in anderern Ankündigungen im Vorfeld von Corona gesehen. Anthony ⇢ Fauci (Personenverzeichnis) wusste angeblich schon im Jahr 2017, dass Trump mit einer ⇢ Pandemie konfrontiert werde. Diese Vorankündigungen lassen vermuten, hinter allem stecke ein lang angelegter Plan. Eine gesellschaftliche Elite würde an der Öffentlichkeit und den Parlamenten vorbei an einer »Neuen Weltordnung« arbeiten und dabei sein, eine autoritäre, supranationale Weltregierung zu errichten.

In Bezug auf die Machenschaften der Akteure, die am Ausbruch der »Pandemie« beteiligt waren, von einem *Deep State* oder auch Tiefen Staat zu sprechen, ist durchaus legitim. Autoren, die sich dem Thema widmeten, sind unter anderen Ullrich Mies, Jens Wernicke, Hermann Ploppa, Rainer Mausfeld und Paul Schreyer.

Demokratie: Ihre Ursprünge liegen im antiken Griechenland. Die freien Männer, nur sie galten als das Volk, versammelten sich auf dem Marktplatz ihres Stadtstaates (Polis) und beschlossen dort unmittelbar selbst über alles, was die Polis anging. Heute haben wir meist eine parlamentarische beziehungsweise repräsentative Demokratie. Vertreter des Volkes werden in freier Wahl gewählt und sollen die Belange der Bürger vertreten. Die moderne Demokratie kann auch Elemente der direkten Demokratie beinhalten, wie zum Beispiel den Volksentscheid, auch Referendum genannt. Nahezu alle Staaten der Welt behaupten heute, Demokratien zu sein. Der Begriff wird immer wieder missbraucht.

Es gibt in einer funktionierenden Demokratie drei Gewalten (⇢ Gewaltenteilung), die voneinander unabhängig sind, die Legislative, Exekutive und Judikative. Wobei das Parlament mit seinen gewählten Abgeordneten, die ihre Wähler (das Volk) vertreten sollen, Gesetze beschließt und verabschiedet. Alle Staatsgewalt geht vom Volke aus, so steht es im deutschen Grundgesetz. Das Volk wählt seine Vertreter, das Parlament, die Legislative. Des Weiteren gibt es die Exekutive, die Regierung. Diese wird vom Parlament gewählt und führt die Gesetze aus. Zur Kontrolle des Ganzen gibt es die Judikative, die Gerichte. Sie sind unabhängig und dem Gesetz unterworfen. Die Gewalten sind austariert; dieses System ist wesentlich für eine Demokratie. Im Laufe der Zeit ist die vierte, informelle Gewalt der Medien hinzugekommen. Sie beeinflusst in hohem Maße die öffentliche Meinung und sollte daher auch unabhängig sein.

Demokratischer Widerstand: Gedruckte Wochenzeitung, die sich gegen die Coronapolitik positioniert – als Stimme der parteiunabhängigen liberalen Opposition und der kritischen Intelligenz in der Bundesrepublik Deutschland auf Basis des Grundgesetzes. Sie wird seit dem 17. April 2020 von Anselm ⇢ Lenz (Personenverzeichnis), Batseba N'Diaye und Hendrik Sodenkamp herausgegeben. Mitherausgeber ist der italienische Philosoph Giorgio Agamben, der als der weltweite Experte des ⇢ Ausnahmezustands gilt. Die Zeitung wurde millionenfach verteilt. Am 6. August 2022 erschien die 100. Ausgabe.

Diktatur: Alleinherrschaft einer Person oder einer Gruppe von Menschen. So eine Gruppe kann zum Beispiel eine Partei sein. In einer Diktatur ist die Herrschaft der Person oder der Partei nicht begrenzt. Es gibt zum Beispiel keine Gewaltenteilung. Der Begriff kommt aus dem antiken Rom, wo in Krisenzeiten einem Einzelnen große Machtbefugnisse zugewiesen wurden, dem Diktator (dt. der Bestimmer). Nach der Lösung der Krise sollten die Machtbefugnisse zurückgegeben werden, was regelmäßig nicht geschah.

Dispersionsfaktor K: Unterschiedliche Erkrankungen haben unterschiedliche Dispersionsfaktoren (Streuparameter). Diese beschreiben, ob bei einem Infektionsgeschehen wenige einzelne sogenannte *Superspreader* sehr viele andere anstecken oder ob die Ansteckungen recht homogen auf viele Infizierte zurückgehen, es also keine oder wenige *Superspreader* gibt. Abgebildet wird der Dispersionsfaktor über den Wert K, der zwischen null und eins liegt. Grundsätzlich gilt: Je kleiner K ist, desto mehr Infektionen lassen sich auf eine oder wenige Personen zurückführen. Die Rolle von *Superspreading-Events* ist dann umso größer. Bei der saisonalen Grippe liegt der K-Wert bei ungefähr eins, *Superspreader*-Ereignisse haben keine große Rolle.

Durchseuchung: Es gibt zwei Strategien, der Ausbreitung des neuartigen Coronavirus zu begegnen. Der ⇢ Nationale Notfallplan der Regierung sieht eine Eindämmung der Ausbreitung, den Schutz gefährdeter Gruppen und die Minderung der Folgen vor. Der alternative Weg besteht in der sogenannten Durchseuchung der Bevölkerung. Für diese Strategie spricht die Einsicht, dass der Virus mit einer ⇢ Letalität von nur 0,23 Prozent die Gefährlichkeit einer Grippe hat (vgl. John ⇢ Ioannidis, Personenverzeichnis) sowie die Schäden in Folge der Eindämmungsmaßnahmen.

Epidemische Lage von nationaler Tragweite: Am 25. März 2020 beschloss der deutsche Bundestag ein Gesetz zum Schutz der Bevölkerung bei einer Epidemischen Lage nationaler Tragweite. Zuvor hatte die ⇢WHO eine gesundheitliche Notlage von internationaler Tragweite ausgerufen. Das Gesetz wurde mehrfach geändert und ausgeweitet. So wurden am 18. November 2020 im Dritten Gesetz zum Schutz der Bevölkerung bei einer Epidemischen Lage von nationaler Tragweite in Paragraph 28a besondere Maßnahmen direkt ins ⇢ Infektionsschutzgesetz (IfSG) geschrieben. Am 21. April 2021 wurde das Vierte Gesetz zum Schutz der Bevölkerung bei einer epidemischen Lage von nationaler Tragweite beschlossen und mit Paragraph 28b IfSG eine sogenannte ⇢ Bundesnotbremse implementiert. Mit den Beschlussfassungen gingen jeweils massive Grundrechtseinschränkungen einher. Die Epidemische Lage von nationaler Tragweite lief auf Betreiben der neuen Bundesregierung zum 25. November 2022 aus, jedoch blieben die Grundrechtseinschränkungen bestehen. Kritiker sprechen von Notstandsgesetzen ohne Notstand.

Event 201: Pandemie-Simulationsübung, die am 18. Oktober 2019 im Luxus-Hotel »The Pierre« in New York stattfand. Organisiert wurde das Treffen vom Johns-Hopkins-Zentrum für Gesundheitssicherheit, welches der ⇢ Johns-Hopkins-Universität angegliedert ist. Das Hopkins-Zentrum für Gesundheitssicherheit hatte sich aus dem Zentrum für Bio-Abwehr-Forschung entwickelt, welches 1998 gegründet worden war. Es ging dem Zenrum ursprünglich um Bio- und Massenvernichtungswaffen, deren Erforschung sowie den Schutz der Bevölkerung vor möglichen Angriffen.

E

Die Planspiele fanden seit etwa zwanzig Jahren unter verschiedenen Titeln statt und hatten bisher militärischen Charakter. Das Event 201 aus dem Jahr 2019 war die bislang größte und komplexeste Übung, und es konnten dieses Mal neue Sponsoren wie das ⇢Weltwirtschaftsforum und die ⇢ Bill-und-Melinda-Gates-Stiftung gewonnen werden. Weitere Teilnehmer waren unter anderem: die United-Nations-Stiftung, die Weltbank, das chinesische Zentrum für Gesundheitskontrolle. Verbindungen bestanden außerdem zur Nachrichtenagentur *Bloomberg News*.

Neu war auch die Beteiligung von Vertretern internationaler Großkonzerne, unter anderem von Pharmaunternehmen. Das Verstörende am Event 201 bestand darin, dass in der Übung ebenfalls ein Coronavirus den Ausbruch einer ⇢ Pandemie verursachte, und dies zwei Monate vor dem tatsächlichen Ausbruch, sodass man sich fragen muss, ob hier Zusammenhänge bestehen. Am Event 201 nahmen Personen teil, die auch in der folgenden realen Coronakrise Entscheidungsträger waren und die Maßnahmen lenkten.

Zu den sogenannten *Playern* der Simulationsübung zählten unter anderem Jane Halton, die Vorsitzende der ⇢ CEPI, Hasti Thaghi, die Vizepräsidentin des US-amerikanischen Medienkonzerns *NBC Universal*, Matthew Harrington, der Chef der PR-Agentur Edelman, Adrian Thomas, Vizepräsident des Pharmaunternehmens Johnson & Johnson und Avril Haines, die unter Barack Obama Vizepräsidentin der CIA war. Zu ihnen gesellten sich Stephen Redd, der Chef der amerikanischen Seuchenschutzbehörde, George Fu ⇢ Gao (Personenverzeichnis), Chef der chinesischen Seuchenschutzbehörde sowie auch

F

Michael Ryan, seit 2019 WHO-Direktor für Gesundheitsnotfälle und 2020 Chefkrisenmanager der ⇢ WHO für Covid-19.

Es fielen zudem drei Teilnehmer auf, die mit dem Thema Bevölkerungskontrolle zu tun hatten: Christopher Elias, Präsident der Abteilung für Globale Entwicklung in der Bill-und-Melinda-Gates-Stiftung, Sofia Borges, Vizepräsidentin der privaten UN-Stiftung und Timothy Grant Evans, Mitgründer der Globalen Allianz für Impfstoffe und Immunisierung (⇢ GAVI).

Das Szenario des Planspiels bestand darin, dass sich ein neuartiger Coronavirus von Fledermäusen erst auf Schweine, dann auf den Menschen und schließlich von Mensch zu Mensch überträgt und es zu einer schweren Pandemie kommt. Der Erreger war an Sars-Cov-1 angelehnt. Im ersten Jahr stehe laut Planspielregeln kein Impfstoff zur Verfügung. Die Pandemie ende nach 18 Monaten mit 65 Millionen Toten. Sie würde erst beendet sein, wenn es einen Impfstoff gebe. Diesmal gab es keinen terroristischen Hintergrund und es handelte sich nicht um eine Biowaffe, sondern um einen natürlichen Ausbruch. Alles wurde bis ins Detail durchgespielt. Im Übungsdrehbuch wurde auch der Umgang mit Widerspruch geprobt, so tauchten sogenannte ⇢ Verschwörungstheorien auf, nach denen die Pharmaindustrie den Virus selbst verbreitet habe.

Fallzahlen: Mit ihnen wurden die Maßnahmen der Bundesregierung begründet, so auch der erste bundesweite ⇢ *Lockdown*. Die Fallzahlen hätten sich rasant erhöht und stiegen auf das Dreifache. Für die Experten unter den Virologen waren diese ein Beweis für exponentielles Wachstum. Mit diesen

Fallzahlen erzeugten die Medien jeden Tag in der Bevölkerung Angst und Panik. Sie wurden auch für den zweiten *Lockdown* herangezogen, ebenso im Herbst 2021. Verschwiegen wurde, dass die rasante Zunahme der Fallzahlen im Wesentlichen aus einer Zunahme der Anzahl der Tests resultierte, die sich ebenfalls verdreifacht hatte. Auf diese Irreführung machte das Magazin *Multipolar* mithilfe einer Studie aufmerksam.

Dieses Täuschungsmanöver durch die Regierung und die Medien hätte eigentlich jedem auffallen müssen, doch saß die Angst, erzeugt durch die Schockbilder aus Italien, den Menschen tief im Nacken. Analog sprach man auch von »Neuinfektionen«. In einer weiteren Statistik wurden letztere einfach kumulativ addiert. Das war allerdings ebenfalls irreführend, da selbstverständlich bereits Genesene wieder abgezogen werden mussten. Vor allem aber bezogen sich die angegebenen Zahlen immer nur auf positiv Getestete. Da nur ein Bruchteil der Bevölkerung getestet werden konnte, war die Infiziertenzahl nach wissenschaftlichen Schätzungen um mindestens das Zehnfache höher (Studie von John ⇢ Ioannidis). Dies war im Grunde positiv zu deuten, denn es besagte, dass bereits eine Grundimmunität in der Bevölkerung vorhanden war, es sich also auch nicht um einen völlig neuartigen Virus handelte. Da all diese Menschen keine Symptome hatten und asymptomatische Personen wohl auch nicht andere ansteckten, sagte uns die täglich präsentierte Zahl der Neuinfektionen also eigentlich gar nichts. Die Statistik zeichnete somit ein total verzerrtes Bild.

Da vor dem Jahr 2020 gar nicht auf den Coronavirus getestet wurde, haben wir keine Daten darüber, ob der ⇢ PCR-Test nicht auch bisherige Coronaviren detektiert hätte. Dies bestritten die Anhänger der Regierungsmeinung, während neue Mutationen allerdings selbstverständlich erfasst werden sollten. Die Zählweise der Johns-Hopkins-Universität (⇢ *Dashboard*) begann zum Jahreswechsel 2020/2021 nicht neu, wie sonst üblich, sondern lief weiter. Mit dieser Methode könnten die Fallzahlen über die Jahre ins Unendliche anwachsen. Im Jahr 2021 verminderten die Bundes- und Landesregierungen die Bedeutung der Fallzahlen nach massiver Kritik aus der Demokratiebewegung. Stattdessen sollten die Krankenhausbelastung und die Zahl der Kranken auf den Intensivbetten als Orientierungswerte für Maßnahmen gelten. Im Zuge der sogenannten Omikronwelle im Winter 2021/2022 wurden jedoch wieder die sogenannten hohen Fallzahlen als Grund für die Coronapolitik herangezogen, als die Krankenhausbelastung keinen ausreichenden Grund für die Maßnahmen gab. (siehe auch ⇢ Bundesnotbremse und ⇢ Inzidenz)

Falsch- bzw. Desinformationen: Sie erzeugen ein verzerrtes Bild einer Bedrohung sowie Angst und Schrecken in der Bevölkerung. Als Beispiele seien genannt: »Der Virus verbreitet sich exponentiell«, »Jeder zehnte Erkrankte stirbt«, »der Virus ist vollkommen neu«, »er ist vom Tier auf den Menschen übergesprungen«, »der Virus ist so hinterhältig, dass es sogar von Menschen weitergegeben werden kann, die selbst keine Symptome haben«. Die ⇢ asymptomatische Ansteckungsgefahr spielt jedoch eine untergeordnete Rolle. Die Annahme einer präsymptomatischen Ansteckung ist in der Fachliteratur massiv in Zweifel gezogen worden. Auch durch Verschweigen von Fakten wird eine Lage der Desinformation erzeugt, hier durch

G

das RKI. Die Bundesregierung stellte dabei ihrerseits die Faktenlage auf den Kopf. Sie verkehrte die Tatsachen und warnte gleichzeitig vor falschen und irreführenden Informationen sowie angeblich »kruden Verschwörungstheorien«.

Gain-of-Function-Forschung (dt. Forschung zur Funktionssteigerung): Weitgehend verbotene Forschung und Experimente, die darauf abzielen, die Übertragbarkeit und die Schädlichkeit (→ Virulenz) von Krankheitserregern zu erhöhen. Solche Forschung fand auch im Institut für Virologie im chinesischen Wuhan statt. Private und halböffentliche US-Gesundheitsorganisationen hatten die umstrittene Forschung am Coronavirus dort maßgeblich mitfinanziert. Insbesondere das von Anthony → Fauci (Personenverzeichnis) geleitete Nationale Institut für Allergie und ansteckende Krankheiten am US-amerikanischen Nationalen Gesundheitsinstituts (NIH) ist hierbei involviert gewesen.

Gain-of-Function-Forschungen werden damit begründet, aktuelle und zukünftige Pandemien durch sie besser verstehen zu können. Auf der anderen Seite können Seuchen im Zuge eines Laborunfalls aber auch ausgelöst werden. Ob aus den Laboren des Wuhaner Instituts → Coronaviren entwichen sind, ist noch ungeklärt und heftig umstritten. Es wird vermutet, dass die *Gain-of-Function*-Forschung auch benutzt wird, um Biowaffen herzustellen.

GAVI (Globale Allianz für Impfstoffe und Immunisierung): Internationale Organisation (→ Öffentlich-Private Partnerschaft), die nach eigenen Angaben Kinder in den ärmsten Ländern der Welt mit Impfstoffen versorgen will. Sie wurde in Davos auf dem ⇢ Weltwirtschaftsforum am 29. Januar 2000 gegründet. Bill ⇢ Gates (Personenverzeichnis) war einer der Gründungsinitiatoren, die ⇢ Bill-und-Melinda-Gates-Stiftung steuerte 750 Millionen US-Dollar bei. Bereits über eine halbe Milliarde Kinder wurden laut Eigenwerbung der Stiftung weltweit geimpft, vor allem gegen Pocken, Diphtherie, Tetanus, Keuchhusten, Hepatitis B, Gelbfieber. Die Sterblichkeit für Kinder unter fünf Jahren habe sich seither halbiert. Deutschland ist seit 2006 GAVI-Geberland. Anfangs lagen die Finanzierungszusagen bei 4 Millionen Euro pro Jahr.

Im Januar 2015 war Deutschland im Rahmen der G7-Präsidentschaft Gastgeber einer internationalen Geberkonferenz für die GAVI. Schirmherrin Angela Merkel empfing 200 Gäste, darunter Bill Gates, die Pharmaunternehmen und die *Organisation One,* die vom irischen Musiker Bono gegründet worden war. Verschiedene Nichtregierungsorganisationen forderten im Vorfeld der Konferenz, dass die deutschen Zusagen auf 100 Millionen Euro jährlich erhöht werden sollten.

In einer Rede auf der Konferenz kündigte Bundeskanzlerin Merkel an, die Unterstützung bis 2020 auf 600 Millionen Euro erhöhen zu wollen. Auf dem 50. Weltwirtschaftsforum in Davos im Januar 2020 sagte sie eine Finanzierung in Höhe von 600 Millionen Euro auch für den Zeitraum von 2021 bis 2025 zu.

Im Juni 2020 rief die EU-Kommission unter Leitung von Ursula von der Leyen in Zusammenarbeit mit der Gates-Stiftung eine Geberkonferenz namens »Weltweite Corona-Krisenreaktion«

ein, an der Vertreter von 40 Staaten und private Organisationen teilnahmen. Es wurden 7,4 Milliarden Euro gesammelt, die zum großen Teil an die GAVI flossen. »Impfen ist ein lukratives Geschäft«, kommentierten Oppositionelle.

Gehirnwäsche: Eine mit ⇢Propaganda, Manipulation oder Hypnose bewirkte Veränderung des Bewusstseins, die dazu führt, irrationale Maßnahmen oder Falschinformationen als richtig und wahr anzuerkennen.

Mit dem Thema Gehirnwäsche beschäftigten sich seit jeher Medienwissenschaftler und Philosophen, von denen einige hier genannt seien. 1922 schrieb Walter Lippmann das Buch »Die öffentliche Meinung – Wie sie entsteht und manipuliert wird«. Ein Klassiker ist auch das Werk »Propaganda« von Edward Bernays aus dem Jahr 1928. Bernays gilt als Vater der »Public Relations« (PR, dt. Öffentlichkeitsarbeit). In Ullrich Mies' Buch »Mega-Manipulation – Ideologische Konditionierung in der Fassadendemokratie« geht es um die Gehirnverschmutzung im Zeitalter der Gegenaufklärung. Mies zufolge findet ein Informationskrieg gegen die Öffentlichkeit statt. Ein weiterer Autor, Gustave Le Bon, beklagte in seinem Werk »Psychologie der Massen« aus dem Jahr 1895 den »außerordentlichen geistigen Tiefstand der Massen«, ihre Triebhaftigkeit, ihren Hass, ihre Wankelmütigkeit, ihre Manipulierbarkeit. Von Joseph Goebbels stammt der Satz: »Es kommt nicht darauf an, ob etwas wahr oder falsch ist. Es muss nur immer wiederholt werden.«

Genom: Erbgut eines Lebewesens oder eines Virus, die DNS (engl. DNA) beziehungsweise die RNS (engl. RNA).

Gesundheitssystem: Dieses umfasst sämtliche Einrichtungen mit ihren Mitarbeitern, die für die Krankenversorgung, ihre Finanzierung oder Organisation zuständig sind, also Krankenkassen, Krankenhäuser, niedergelassene Ärzte, medizinische Versorgungszentren, Apotheken und Pflegedienste. In Deutschland besteht ein duales Versicherungssystem, eine Besonderheit des Gesundheitswesens, die gerne von Politikern, Ärzten und Patienten kritisiert wird.

Seit den 1990er-Jahren ist das Gesundheitswesen zunehmend privatisiert worden. Obwohl die Gesundheitsausgaben des Bundes laufend stiegen und im Jahr 2017 mit 375,6 Milliarden Euro einen Rekord verbuchten, kommt das Geld nicht beim Patienten an. Heute sind mehr als ein Drittel der Krankenhäuser privatisiert, die große Mehrheit der Pflegeeinrichtungen wird privat geführt. An Personal wird gespart, die Gehälter sind nicht angemessen. Dies wurde unter anderem in *Talkshows* regelmäßig kritisiert, ohne dass sich etwas änderte. Gesundheitsämter wurden personell ausgedünnt.

Die Privatisierung und Profitorientierung im Gesundheitsbereich führte dazu, dass die Gesundheit als solche immer weniger, Profite hingegen immer mehr Bedeutung erlangten. Das Gesundheitswesen wird nur nach den Prinzipien der marktwirtschaftlichen Verwertungslogik ausgerichtet. Dementsprechend sind jene Patienten die gefragtesten, die auch das meiste Geld einbringen.

Tatsächlich gleicht das deutsche Gesundheitssystem einer Baustelle und steht derzeit vor großen Herausforderungen: So wollen beispielsweise immer weniger Menschen in den schlecht bezahlten Pflegeberufen arbeiten und in ländlichen Gegenden herrscht Ärztemangel. Eine Lehre aus der Coronakrise muss lauten: Privatisierungen stoppen, staatliche Investitionen in Krankenhäuser, Pflegeeinrichtungen und den Öffentlichen Gesundheitsdienst hochfahren.

In der Bundesrepublik bekleidete seit März 2018 bis zum Ende der Merkel-Ära im Dezember 2021 der CDU-Politiker Jens ⇢ Spahn (Personenverzeichnis) das Amt des Gesundheitsministers. Dieser erließ bereits im Dezember 2019 ein umstrittenes digitales Versorgungsgesetz. Dies beinhaltete ein digitales Gesundheitsprogramm, auf der alle Patientendaten gespeichert werden sollen. Anfang 2020 schuf Spahn eine neue Abteilung für Gesundheitssicherheit, deren Gründung schon 2019 geplant worden war. Geleitet wurde diese Abteilung ab März 2020 von Hans-Ulrich Holtherm, einem Bundeswehrgeneral. Seit Dezember 2021 ist Karl ⇢ Lauterbach (Personenverzeichnis) Bundesminister für Gesundheit (Stand August 2022). Mit dem RKI-Chef Lothar ⇢ Wieler (Personenverzeichnis) und dem Virologen Christian ⇢ Drosten (Personenverzeichnis) bildete er ein Triumvirat, das die Entscheidungen der Politik in Deutschland in Übereinstimmung mit den Vorgaben der internationalen Gesundheitspolitik maßgeblich beeinflusst.

Am 10. Dezember 2021 beschloss der Bundestag eine Impfpflicht für alle Mitarbeiter des Gesundheitswesens, welche Mitte März 2022 in Kraft trat. Zehntausende Mitarbeiter drohten mit ihrer Kündigung, wodurch eine Verschärfung der Notlage im Gesundheitssystem abzusehen war.

Gewaltenteilung: Für jede ⇢ Demokratie konstitutiv, damit sich die Macht in einem Staatsgebilde nicht zu sehr auf einzelne Personen oder Institutionen konzentrieren und somit ausgenutzt werden kann. Der Begriff wurde erstmalig vom englischen Philosophen John Locke innerhalb seiner Schrift »Zweite Abhandlung über die Regierung« verwendet. Im Staat unterschied er darin die Legislative (Gesetzgebung), Exekutive (Regierungsgewalt), Föderative (der Macht über Frieden und Krieg, Allianzen und alle anderen außenpolitischen Angelegenheiten) und die Prärogative (Vorrechte eines Monarchen).

Es war Baron Montesquieu (1689-1755), der im zweiten Teil seiner Schrift »Vom Geist der Gesetze« die auch heute noch verwendete Trennung der Bereiche Legislative, Exekutive und Judikative beschrieb, auch wenn er den Begriff der Gewaltenteilung als solchen nicht verwendete. Nur wenn diese Gewalten getrennt würden, sei die Freiheit der Bürger garantiert. So könne verhindert werden, dass derselbe Herrscher, der tyrannische Gesetze erließe, diese dann tyrannisch umsetze. Willkürakte der Herrschenden könnten ansonsten in Gesetze gekleidet werden, während sie doch Willkürakte bleiben. Die Gewaltenteilung nach dieser Definition ist in unterschiedlichen Ausformungen Bestandteil aller modernen Demokratien. In Deutschland ist die Gewaltenteilung im ⇢ Grundgesetz festgeschrieben.

In Artikel 20 Absatz 2 Satz 2 des Grundgesetzes heißt es: »Alle Staatsgewalt geht vom Volke aus. Sie wird in Wahlen und Abstimmungen und durch besondere Organe der Gesetzgebung« (Bundestag, Bundesrat und Länderparlamente), »der vollziehenden Gewalt« (Regierung, Polizei, Öffentliche Verwaltung) »und der Rechtsprechung« (Gerichte) ausgeübt. Somit ist das Volk der Souverän, der durch Wahlen und Abstimmungen seine Gesamtgewalt auftrennt.

Mit Einführung des neuen ⇢ Infektionsschutzgesetzes 2020 gingen Befugnisse und Kompetenzen an die Regierung über, die Parlamente wurden entmachtet, ⇢ Grundrechte konnten nun eingeschränkt werden. Es wird kritisiert, die Justiz sei fremdbestimmt, da sie von einer anderen Staatsgewalt, der Exekutive, gesteuert wird. Als »vierte Gewalt« wird gemeinhin die unabhängigen Presse bezeichnet. Den großen Medienkonzernen wird vorgeworfen, sie seien gleichgeschaltet.

Gleichschaltung: Die erzwungene Eingliederung aller sozialen, wirtschaftlichen, politischen und kulturellen Kräfte in eine einheitliche Organisation. Dies ist kennzeichnend für eine Diktatur. Insbesondere Massenmedien, also das Zeitungs- und Zeitschriftenwesen, das Fernsehen und der Rundfunk, aber auch die Justiz werden dem Staatsapparat unterworfen.

Global Governance: Der Begriff *Governance* kommt vom französischen Wort *gouverner*, was soviel wie verwalten, leiten oder erziehen bedeutet. Dieses wiederum stammt vom lateinischen *gubernare* (dt. das Steuerrad führen) ab. *Governance* wird häufig unscharf verwendet. Für diesen aus dem amerikanischen Raum kommenden Begriff gibt es keine eindeutige deutsche Entsprechung. In seiner Wirkung bedeutet er die Verlagerung von politischer Macht weg vom Nationalstaat hin zu überstaatlichen Institutionen und Vereinen (zum Beispiel EU, IWF, ⇢ Vereinte Nationen, ⇢ WHO).

Global Preparedness Monitoring Board (GPMB, dt. Komitee zur Überwachung der weltweiten Einsatzbereitschaft): Ein Gremium der ⇢ Weltgesundheitsorganisation (WHO) und der Weltbank für die Katastrophenvorhersage von Epidemien.

Das GPMB wurde 2018 von der WHO einberufen, um in größerem Maße auf Staats- und Regierungschefs der Welt einwirken zu können. Nach den »epidemischen Ausbrüchen« des H1N1-Virus (»Schweinegrippe«) im Jahr 2009 und der Ebola-Krise im Zeitraum 2014 bis 2016 bestand Unzufriedenheit bei einer Gruppe von WHO-Experten für öffentliche Gesundheit. Sie bemängelten, dass ihre Empfehlungen an die Regierungen oft ignoriert worden wären und deren Umsetzung sich ihrer Meinung nach regelmäßig verzögert hätte.

Es hieß, die Welt springe von einer Gesundheitskrise zur nächsten und erlebe Todesopfer sowie wirtschaftliche Schocks, die weitgehend vermieden werden könnten, wenn Vorsichtsmaßnahmen getroffen würden. Um diesen Kurs zu korrigieren, wurde das GPMB geschaffen. Es agiert unabhängig von der WHO und erstellt Jahresberichte, die sowohl viele der früheren Empfehlungen der Weltgesundheitsorganisation ergänzen als auch analysieren, wie den kommenden ⇢ Pandemien besser begegnet werden kann. Letztlich sollen die gesundheitlichen und wirtschaftlichen Auswirkungen von Gesundheitskrisen durch den Aufbau stärkerer und widerstandsfähigerer Gesundheitssysteme verringert werden.

In ihrem Bericht »A World at Risk« (dt. Eine Welt in Gefahr) von 2019 forderten die Gesundheitsexperten des GPMB die

Staats- und Regierungschefs der Welt auf, Maßnahmen zu ergreifen, um die nächsten »Seuchenausbrüche« zu stoppen. Epidemien seien immer häufiger geworden, da der Klimawandel, die Verstädterung, der Handel mit Wildtieren und andere Faktoren das Auftreten tödlicher Krankheitserreger wahrscheinlicher machten. Zwischen 2011 und 2018 habe die WHO 1.483 epidemische Ereignisse in 172 Ländern registriert.

Das GPMB warnte, dass eine äußerst reale Gefahr einer sich schnell ausbreitenden, hochtödlichen Pandemie eines Atemwegserregers bestehe, bei der 50 bis 80 Millionen Menschen getötet und fast fünf Prozent der Weltwirtschaft vernichtet werden würden. Viele der Empfehlungen des Komitees wurden im Verlauf der Covid-19-Pandemie umgesetzt.

Seit 2018 sitzen Jeremy → Farrar (Personenverzeichnis) und Elhadj As Sy dem Gremium vor. 2019 kam die norwegische Politikerin Gro Harlem Brundtland hinzu. Jeremy Farrar ist Infektiologe, Mitglied in der *Strategic Advisory Group of Experts* (→ SAGE) und seit 2013 Direktor des → Wellcome Trust. Im Dezember 2020 warnte er vehement vor der Gefährlichkeit der englischen Mutation des → Coronavirus. Ein Jahr später war es die sogenannte Omikronvariante, die von ihm als äußerst gefährlich eingestuft wurde und für deren Verbreitung nach seinen Aussagen vor allem Ungeimpfte verantwortlich seien.

Elhadj As Sy stammt aus dem Senegal und war von 2014 bis 2019 Generalsekretär der Internationalen Rotkreuz- und Rothalbmond-Bewegung (ICRC). Er arbeitete mit dem Globalen Fonds zur Bekämpfung von AIDS, Tuberkulose und Malaria (kurz: *The Global Fund)* sowie mit Organisationen wie der UNICEF zusammen. 2016 wurde er anlässlich der westafrikanischen Ebola-Epidemie vom damaligen Generalsekretär Ban Ki-moon in die *Global Health Crises Task Force* (dt. Einsatzsgruppe für die weltweite Gesundheitskrise) der → Vereinten Nationen (UNO) aufgenommen.

Auf die Norwegerin Gro Harlem Brundtland geht der sogenannte Brundtland-Bericht aus dem Jahr 1987 zurück, ein weitgefasstes politisches Konzept für nachhaltige Entwicklung. Sie war 1998 bis 2003 Generaldirektorin der Weltgesundheitsorganisation (WHO), später wurde sie von der UNO zur Sonderbeauftragten für den Klimawandel berufen. 2011 war sie auserkorenes Opfer von Anders Behring Breivik bei den Terroranschlägen in Norwegen. Sie blieb jedoch unversehrt, weil sie den Tatort Utøya kurz zuvor verlassen hatte.

Great-Barrington-Erklärung: Eine Erklärung, die am 4. Oktober 2020 in Great Barrington, USA, verfasst und unterzeichnet wurde. Sie richtet sich gegen → *Lockdown* und Impfungen als Allheilmittel. Die *Lockdown*-Politik habe kurz- und langfristig verheerende Auswirkungen auf die öffentliche Gesundheit. Ins Leben gerufen wurde die »Great Barrington Declaration« von Dr. Martin Kulldorff von der Harvard-Universität, Dr. Sunetra Gupta von der Oxford-Universität, Dr. Jay Bhattacharya von der Stanford-Universität und weiteren. Sie plädieren in der Erklärung für einen Ansatz, den sie »gezielten Schutz« *(focused protection)* nennen und streben eine → Herdenimmunität statt einer Eindämmung an. In den Staatsmedien wurde über die Great-Barrington-Erklärung zumeist abschätzig berichtet. Inzwischen wurde die Erklärung von mehr als zehntausend Wissenschaftlern, rund 50.000 Ärzten und 900.000 Bürgerinnen und Bürgern unterschrieben.

Great Reset: Im November 2020 erschien ein Buch mit dem Titel »Covid-19: The Great Reset« (dt. Der Große Umbruch) von Klaus Schwab, dem Gründer des ⇢ Weltwirtschaftsforums, und dem Wirtschaftswissenschaftler Thierry Malleret. Darin beschreiben sie, dass vor allem die global agierenden ⇢ Großkonzerne ein Interesse an einer internationalen Transformation der Gesellschaft haben.

Kernpunkte darin sind der Ausbau der ⇢ *Global Governance* sowie der ⇢ Öffentlich-Privaten-Partnerschaften, als auch die sogenannte ⇢ Vierte Industriellen Revolution. Ziel ist die Umgestaltung der Welt, die Reduktion der Weltbevölkerung, die Zurücksetzung der Wirtschaft. Die alten Systeme würden nicht mehr taugen. Klaus Schwab wünscht sich eine zentralistische Marktwirtschaft auf Weltebene nach chinesischem Vorbild. Der Mensch soll in diesem Prozess über sich hinauswachsen und im Sinne des ⇢ Transhumanismus auf die nächste evolutionäre Stufe gehoben werden.

Kritiker sehen in diesen Plänen jedoch die Gefahr, dass sich ein solcher Umbruch hin zu einer Art diktatorischen »Demokratie« entwickelt und ein totalitärer Überwachungsstaat entsteht, in dem die Medien gleichgeschaltet sind und eine Staatsideologie das Leben aller Menschen prägt. Der Einfluss der digitalen Großkonzerne würde dabei noch weiter zunehmen, während sich der Einzelne einem großen Ganzen unterordnet. Außerdem wird die fehlende demokratische Legitimation des Programms benannt. Es gab nirgends eine Debatte, Abstimmung oder Wahl zum »großen Neustart«.

Grippe: Im allgemeinen Sprachgebrauch werden die Begriffe Grippe, grippaler Infekt und Erkältung fälschlicherweise oft gleichgesetzt. Die sogenannte echte Grippe (Influenza) ist aber eine erheblich schwerere Erkrankung als eine gewöhnliche Erkältung beziehungsweise ein grippaler Infekt.

Großkonzerne: Während kleine und mittelständische Unternehmen und die Weltwirtschaft unter der Coronakrise litten, fuhren einige Großkonzerne Umsatzrekorde ein. Hierzu gehören vor allem auch Technikkonzerne. Die fünf nach Börsenwert größten Unternehmen der Welt kommen aus dem Tech-Sektor: Microsoft, Apple, Amazon, Alphabet und Facebook. Sie alle profitierten vom *Homeoffice-Boom,* von den Geschäftsschließungen und dem Herunterfahren des öffentlichen Lebens weltweit.

Aus Angst vor dem Virus flüchteten viele Menschen in die digitale Welt: Mit *Homeshopping*-Angeboten, digitalen Unterhaltungsplattformen sowie der *Homeoffice-Politik* wurde das Internet zum Alltag. Der Trend zur »Digitalisierung« wurde in vielen Bereichen durch die Coronapolitik verstärkt.

Grundgesetz: Das Grundgesetz ist die Basis des deutschen Rechtssystems. Es enthält die ⇢ Grundrechte und den Staatsaufbau. Alle Gesetze haben im Einklang mit dem Grundgesetz zu stehen. Das Grundgesetz gibt es seit 1949, es war allerdings als Provisorium gedacht, da Deutschland zu diesem Zeitpunkt geteilt war und keine gesamtdeutsche Verfassung in Kraft treten konnte. Laut Paragraph 146 soll nach der deutschen Einigung eine vom Volk durch Abstimmung legitimierte Verfassung entstehen, was bisher nicht geschah.

Die ersten 19 Artikel des Grundgesetzes wurden im Rahmen eines Kunstobjekts auf Stelen in der Nähe des Bundestages aufgestellt. Obwohl die wichtigsten Artikel 1 und 20, durch die Unveränderlichkeitsklausel in Artikel 79 besonders geschützt sind, findet sich ausgerechnet Artikel 20 des Grundgesetzes in diesem Projekt nicht. In diesem heißt es, dass alle Staatsgewalt vom Volke ausgehe.

Dies änderte der Menschenrechtsaktivist Ralph Boes mit einem eigenen Kunstobjekt, welches vom Bundestag jedoch nicht geduldet und am 3. Oktober 2019 wieder entfernt wurde. Die Kunstaktion sollte verdeutlichen, dass es der Einfluss von Wirtschaft und Lobbyismus derzeit nicht zulässt, den Artikel 20 wirksam werden zu lassen, da das Volk längst den Einfluss auf reale Mitbestimmung verloren hat. Der Staat arbeite im Sinne der Kapitalwirtschaft nur für eine kleine Gruppe an Menschen, anstatt sich dem Wohle des Volkes anzunehmen, so Ralph Boes.

Nach der Verabschiedung der ⇢ Bundesnotbremse brachte er das Grundgesetz im Rahmen einer weiteren Kunstaktion mit einem Fußmarsch von Berlin nach Karlsruhe. Im Juli 2022 folgte eine weitere Aktion. Er machte sich abermals mit einem Team zu Fuß auf den Weg von Berlin nach Karlsruhe, brachte nun aber einen Grabstein aus Beton, auf dem der abgeänderte,

H

in Deutschland nun anscheinend geltende Artikel eingraviert war. Vor dem Bundesverfassungsgericht wurde ein Tisch eingedeckt, die Richter zum Abendessen eingeladen, wie einst bei Angela Merkel, mit dem Unterschied, das diese nicht erschienen.

Grundrechte: Die Grundrechte sind Bestandteil des Grundgesetzes. Sie sind Basisrechte für jeden Bürger auf deutschem Boden. Der Staat darf sie maximal einschränken, aber nicht verletzen oder gar ignorieren. In der Coronakrise wurden und werden Grundrechte eingeschränkt, verletzt und übergangen.

In vordemokratischen Zeiten regierte ein Monarch. Erst im Zeitalter der Aufklärung wurden von den Menschen Grundrechte erkämpft und eingefordert, wie in der Französischen Revolution. Dort wurden ⇢ Menschenrechte für alle Menschen ausgerufen. In Deutschland erließ die Frankfurter Nationalversammlung 1848 die Grundrechte als Reichsgesetz. Der untergehende Adel setzte sich über die daraufhin erarbeite Verfassung samt Grundrechten hinweg und führte Deutschland in den ersten Weltkrieg.

Ab 2020 wurde mit dem ⇢ Infektionsschutzgesetz die Abkehr von den Grundrechten vollzogen. In dessen Paragraph 28 wurde die Blankovollmacht ausgestellt: »Behörden in Deutschland dürfen Notwendiges tun, soweit und solange es dabei hilft, die Verbreitung einer Krankheit zu verhindern.«

Heinsberg-Studie: Eine am 4. Mai 2020 veröffentlichte Studie über die erste größere Ausbreitung der proklamierten Coronapandemie in Deutschland. Der offizielle Name der Studie lautet »Covid-19 Case-Cluster-Study«. Sie wurde vom Virologen Professor Hendrik ⇢ Streeck (Personenverzeichnis) geleitet.

Zur Ausbreitung des Virus kam es nach einer Karnevalsfeier am 15. Februar 2020 in Gangelt, einer Gemeinde im nordrhein-westfälischen Kreis Heinsberg. An der sogenannten »Kappensitzung« des Karnevalvereins »Langbröker Dicke Flaa« nahmen rund 300 Menschen teil. Vom 20. bis zum 25. Februar fand ein Straßenkarneval statt. Am 24. und 25. Februar 2020 wurde dann bei einem Ehepaar der Virus ⇢ Sars-Cov-2 festgestellt. Ende Februar wurden 400 Menschen, die möglicherweise in Kontakt mit am Coronavirus Erkrankten gekommen waren, für 14 Tage unter häusliche ⇢ Quarantäne gestellt. Schulen, Kindertageseinrichtungen und Tagespflegeeinrichtungen wurden geschlossen, alle öffentlichen Verwaltungseinrichtungen für den Besucherverkehr gesperrt. Am 9. März 2020 starben die ersten beiden Menschen in Deutschland an Covid-19, darunter ein 78-Jähriger mit Vorerkrankungen. Die Zahl der Neuinfektionen stieg rapide und bald gab es weitere Todesfälle.

Ab dem 30. März 2020 wurden die grundlegenden Forschungsarbeiten vom Universitätsklinikum Bonn unter Leitung des Virologen Hendrik Streeck durchgeführt. Diese waren auf eine Dauer von vier Wochen ausgelegt. Unterstützt wurde das Team der Wissenschaftler von 40 Studenten.

Die Heinsberg-Studie kam zu dem Ergebnis, dass die ⇢ Letalität von Covid-19 bei 0,37 Prozent liegt und somit in etwa der Gefährlichkeit der Grippe entspricht. Streeck schlussfolgerte, dass in Bezug auf Infizierte eine große Dunkelziffer existierte, die zehnmal größer war, als ursprünglich angenommen. Somit gab es zu jenem Zeitpunkt bundesweit etwa 160.000 Infizierte und rund 130.000 Genesene. Von den Infizierten zeigten 22 Prozent keine Symptome. Ferner wurde festgestellt, dass sich der Virus nicht über Schmierinfektionen verbreitet, sondern über sogenannte Aerosole.

Die Studie wurde von der PR-Agentur »StoryMachine« vom 6. bis zum 12. April 2020 von zehn Mitarbeitern begleitet. Streeck geriet in Kritik, es sei ihm darum gegangen in der Öffentlichkeit die Botschaft zu vermitteln, dass die Lockerung des ⇢*Lockdowns* eine gute Sache wäre. Sowohl Christian Drosten von der Berliner Charité als auch Lothar Wieler vom RKI kritisierten die Studie, und sowohl Bundeswirtschaftsminister Peter Altmaier als auch Bundeskanzlerin Angela Merkel warnten vor, wie sie sagten, »voreiligen Schritten«.

Der nordrhein-westfälische Ministerpräsident Armin Laschet setzte daraufhin eine Expertengruppe ein, der neben Hendrik Streeck unter anderem auch der ehemalige Verfassungsrichter Udo Di Fabio, die Medizinethikerin Christiane Woopen und der Präsident des Leibniz-Instituts für Wirtschaftsforschung Christoph M. Schmidt angehörten. Die Expertengruppe schlug vor, einzelne Bereiche des öffentlichen Lebens, darunter Schulen, Universitäten und den Einzelhandel nach und nach wieder zuzulassen und Eindämmungsmaßnahmen differenzierter zu steuern. Dies wurde von der Politik jedoch abgelehnt. Auch wenn die Ergebnisse der Heinsberg-Studie übergangen und ignoriert wurden, so fand sie doch als erste wissenschaftliche Aufarbeitung Deutschlands international große Beachtung.

Herdenimmunität: Der Begriff Herdenimmunität beschreibt, dass eine Bevölkerung vor einer ansteckenden Krankheit geschützt ist, weil diese sich nicht mehr verbreiten kann. Sie entsteht, wenn ein hoher Prozentsatz der Menschen durch eine vorherige Infektion mit dem Erreger oder durch eine Impfung immun geworden ist.

Anfang 2020 hatten Epidemiologen anhand von Modellen errechnet, dass dies bei einer Durchseuchung von 60 bis 70 Prozent der Menschen mit ⇢ Sars-Cov-2 erreicht sei. Je mehr Menschen immunisiert sind, umso geringer die Infektionswahrscheinlichkeit, weil Infektionsketten unterbrochen werden.

Die Strategie, die Coronapandemie mittels Herdenimmunität zu bekämpfen, also nur die Risikogruppen zu schützen und ansonsten innerhalb der Bevölkerung durch eine ungehinderte Verbreitung eine Herdenimmunität anzustreben, befürworteten hochrangige Wissenschaftler in der ⇢Great-Barrington-Erklärung. An dieser Herdenimmunisierung führe letztlich kein Weg vorbei. Da diese Coronaviren nicht vollkommen neu waren, wie zunächst angenommen, sondern mit früheren Sars-Viren verwandt, bestünde entgegen anfänglichen Aussagen eine Grundimmunität. Daher sei Ausbreitung das beste Mittel in der Bekämpfung. Die globalen Infektionszahlen hätten erheblich höher gelegen, als zuvor von der WHO angenommen, aufgrund der Vor-Immunität wären allerdings nie mehr als 20 Prozent der Bevölkerung mit Sars-Cov-2 infiziert gewesen.

Im ⇢ John Snow Memorandum, zu dessen Unterzeichnern auch Christian ⇢Drosten (Personenverzeichnis) gehörte, wurde diese Forderung nach einer »natürlich erworbenen Herdenimmunität« als unwissenschaftlich und gefährlich zurückgewiesen.

Später war es im Rahmen der Impfkampagne das Ziel, die Herdenimmunität künstlich zu erreichen. Die Epidemiologen kündigten an, dass bei 70 Prozent Impfquote eine Herdenimmunität erreicht werde. Diese Rechnung ging nicht auf, die Inzidenzen blieben weiterhin hoch. Dies wurde mit der dominanten Omikron-Variante begründet. Daher müsse die Impfquote in der Bevölkerung auf 90 Prozent steigen, so die Forderung. Es wurde aber auch klar, dass die Impfung weder vor Ansteckung noch vor Weitergabe schützt. Das Ziel der Herdenimmunität durch Impfung wurde klanglos aufgegeben.

Imperatives Mandat: Um ein imperatives Mandat handelt es sich, wenn ein Abgeordneter an inhaltliche Vorgaben gebunden ist, die ihm von seinen Wählern aufgetragen werden. Abgeordnete müssen also so abstimmen, wie sie es vor der Wahl versprachen. Dem imperativen steht das sogenannte freie Mandat gegenüber. In Deutschland besagt das Grundgesetz in Artikel 38, dass Abgeordnete an keine Aufträge und Weisungen gebunden sind, auch nicht an Aufträge ihrer Wähler. Die Realität zeigt hingegen, dass in einer Parteiendemokratie immer ein Fraktionszwang existiert. Hinzu kommen Bestechung, Lobbyarbeit und geheime Hinterzimmerabsprachen. Diese wären beim imperativen Mandat in dieser Form nicht möglich.

Impfdurchbruch: Als Impfdurchbruch wird eine symptomatische Infektion bei einem Geimpften bezeichnet, die durch einen PCR-Test nachgewiesen wurde. Sie werden von staatlicher

I

Stellen auf ⇢ Mutationen zurückgeführt. Laut ⇢Robert-Koch-Institut sei die Wahrscheinlichkeit, dass sich jemand trotz vollständiger Impfung mit dem Coronavirus infiziere und Symptome entwickle, äußerst gering.

Einer Studie zufolge, die im Juli 2021 im US-Bundesstaat Massachusetts vom ⇢ CDC durchgeführt wurde, erkrankten jedoch viele Geimpfte. Fast drei Viertel der 469 Infizierten waren vollständig geimpfte Menschen. Die Impfung schütze zwar vor einem schweren Verlauf, jedoch übertragen Geimpfte den Virus offenbar im gleichen Maße wie Ungeimpfte, so das neue Fazit.

Daten des RKI widersprachen auch dem Impfschutz vor schweren Erkrankungen. Im Wochenbericht vom 9. Juni 2022 wurden 76,7 Prozent »vollständig« Geimpfte unter den Covid-19-Aufnahmen auf den Intensivstationen verzeichnet, bei einer Quote von Doppelgeimpften in der Bevölkerung von rund 75 Prozent. Diese Zahlen wurden von der Opposition aufgegriffen. Seit dem Wochenbericht vom 16. Juni 2022 wurden sie daraufhin nicht mehr veröffentlicht. Die Daten seien »nicht geeignet«, um die Wirksamkeit der Impfung einzuschätzen, ließ das RKI über seine Internetseite verlautbaren.

Impfpflicht: In Deutschland gab es vor Corona ein kritisches Impfbewusstsein. Impfpflicht sei Impfzwang, hieß es. Dennoch gab es seit Einführung der Corona-Impfungen einen indirekten Impfzwang, etwa in der Form einer Impfpflicht für Zug- und Flugreisen, für das Betreten in bestimmten Gebäuden und Sportstätten, Restaurants oder Hotels, im Beruf. Dies kam bereits einer faktischen Impfpflicht gleich.

Die australische Fluggesellschaft Qantas kündigte bereits im Oktober 2020 an, nach der Zulassung eines Corona-Impfstoffes auf ihren internationalen Flügen nur noch geimpfte Passagiere transportieren zu wollen. Im Mai 2021 wurde in der Bundesrepublik erstmals der Friseurbesuch von einem negativen Testergebnis beziehungsweise dem Impfnachweis abhängig gemacht. Die Maßnahmen verschärften sich regelmäßig. Aus 3G wurde 2G Plus und alles steuerte auf 1G zu.

Seit Dezember 2021 waren in der Wintersaison auch Warenhäuser sowie Busse und Bahnen nur noch mit »Impfung« oder Test zugänglich. Ein derart eingeführter indirekter Impfzwang steht in direktem Widerspruch zum Grundrecht auf Leben und körperliche Unversehrtheit. Es wurde früh befürchtet, dass durch die Hintertür Zwangsimpfungen eingeführt werden.

Zu Anfang der Impfkampagne im Winter 2020/21 wurde vor allem in Alten- und Pflegeheimen geimpft. Auch dabei wurde psychologischer Druck aufgebaut; so erschienen beispielsweise Impftrupps, teilweise wurde auch die Bundeswehr eingesetzt. Nicht impfwilligen Bewohnern und Mitarbeitern wurde mit der Kündigung des Arbeits- oder Heimvertrags oder mit Besuchsverbot gedroht. Solche Praktiken können nur als höchste Form der Diskriminierung und Segregation bezeichnet werden.

Zunächst waren Kinder von den Impfungen ausgeschlossen. In der EU wurden die Vakzine von BioNtech/Pfizer und Moderna nur für Personen ab 16 beziehungsweise 18 Jahren zugelassen. Als erstes Land gab Kanada im Mai 2021 den Impfstoff auch für Kinder ab zwölf Jahren frei. Inzwischen sind auch andere

Länder diesem Trend gefolgt, so auch die Staaten der EU, obwohl Kinder von dem Virus quasi nicht gefährdet sind.

Trotz bestehender Impfnötigung durch oben genannte Maßnahmen sprach sich die Bundesregierung bis zur Bundestagswahl 2021 öffentlich gegen eine allgemeine Impfpflicht aus, dies war ihr Wahlversprechen. Im Laufe des Jahres 2021 forderten einige Wissenschaftler lautstark, dieses gegebene Versprechen zu brechen. Der neue Bundeskanzler Olaf Scholz (SPD) verkündete dann im November 2021, dass er auf eine Impfpflicht hinarbeiten werde. Eine Impfpflicht für Beschäftigte im Gesundheitsbereich wurde am 10. Dezember 2021 im Bundestag beschlossen. Auch Angehörige der Bundeswehr mussten sich spritzen lassen, wogegen Offiziere 2022 beim Bundesverwaltungsgericht mit anwaltlicher Unterstützung von Beate ⇢ Bahner (Personenverzeichnis) und weiteren Juristen vorgingen. Die Impfpflicht für alle Bundesbürger scheiterte am 7. April 2022 in einer namentlichen Abstimmung im Bundestag. Bei Bekanntgabe des Ergebnisses gab es Jubelszenen auf den Straßen.

Viele Fragen zu den Impfungen können nicht beantwortet werden und die zur Verfügung liegenden Daten und Zahlen geben für die Einführung einer Impfpflicht keine Grundlage, wenn eine Impfpflicht überhaupt je Sinn machen kann. So ist bei Corona das Verhältnis der Geimpften und Ungeimpften in den Krankenhäusern nicht transparent dargelegt. Wiederholt wurde ignoriert, dass auch Geimpfte andere infizieren können, obwohl dies selbst Christian ⇢ Drosten (Personenverzeichnis) betonte. Dies lässt vermuten, dass das Pandemieregime weiterläuft, also auch nach der Durchimpfung der Bevölkerung bestehen bleibt.

Laut Studien gab es eine auffällige Häufung von Infektionen bei Doppelt- und Dreifach-Geimpften, häufiger als bei Nichtgeimpften. Die Zahlen der RKI-Wochenberichte bestätigten diese Befunde (⇢ Impfdurchbruch).

Da es bislang keine gesetzliche allgemeine Corona-Impfpflicht gibt, handelt es sich bei unfreiwilligen Impfungen rechtlich um eine Körperverletzung. Impfungen dürfen nur nach vorheriger Einwilligung erfolgen. Hierfür ist eine medizinische Aufklärung über mögliche Nebenwirkungen sowie die Besonderheit dieses neuartigen mRNA-Impfstoffs zwingend notwendig. Darüber hinaus muss eine Anamnese des Impflings erfolgen, um eine Kontraindikation auszuschließen.

Bei ⇢ Impfschäden haftet jener, der unrechtmäßig die Impfung durchgeführt beziehungsweise die Zustimmung gegeben hat.

Impfschäden: Unter den schwerwiegenden Nebenwirkungen sind insbesondere jene Schäden zu subsumieren, die auf den Gefahren des neuen auf der mRNA-Technologie basierenden Impfverfahrens beruhen.

Schon früh äußerten sich Experten wie Sucharit ⇢ Bhakdi (Personenverz.), Wolfgang ⇢ Wodarg (Personenverz.), der ehemalige Vizepräsident von Pfizer Mike Yeadon, Prof. Ulrike Kämmerer und der Toxikologe Prof. Stefan Hockertz ablehnend gegenüber den entwickelten mRNA-Impfungen. Selbst Dr. Robert Malone, US-amerikanischer Virologe, der im Jahr 1989 als erster körperfremde mRNA in Zellen mithilfe von kationischen Lipiden einschleuste und somit als einer der Erfinder der mRNA-Impfung gilt, äußerte sich kritisch und warnte, die von den mRNA-Impfstoffen erzeugten *Spike*-Proteine seien zytotoxisch (zellschädlich) und würden außerhalb der Impfstelle selbst »biologisch aktiv« werden. Raymond Unger beschreibt in seiner Aufklärungslektüre »Das Impfbuch: Über Risiken und Nebenwirkungen einer Covid-19 Impfung« weitere Impfschäden.

Thrombosen und Thrombozytopenie: Im März 2021 traten nach der Verabreichung des aus Großbritannien stammenden Astrazeneca-Impfstoffs die ersten Blutgerinnsel im Gehirn, sogenannte Sinusvenenthrombosen auf. Betroffen waren hauptsächlich jüngere Menschen. In Dänemark und Norwegen pausieren seither die Impfungen. In Deutschland wurde dann zunächst nur Menschen über 60 Jahren jener Impfstoff verabreicht. Auch bei anderen Impfstoffen ist die Gefahr von Thrombosen gegeben. Der Vektorimpfstoff von Johnson & Johnson wurde auf Anraten der STIKO nur noch bei Menschen ab 60 Jahren eingesetzt. Die Gesundheitsminister von Bund und Ländern hoben am 10. Mai 2021 die Priorisierung für Covid-19-Impfstoffe auf.

Insbesondere in den großen Gehirnvenen, wo der Blutfluss langsamer wird, kann der Impfstoff in die Endothelzellen eindringen. Es werden *Spike*-Proteine hergestellt, diese werden durch die Zellmembran nach außen geschoben und regen die Produktion der ⇢Antikörper an, welche dann diese *Spikes* neutralisieren. Dabei verbleiben aber *Spikes*, die gleich wieder an die Körperzellen andocken. Die veränderten Körperzellen werden als »fremd« bewertet und als Riesenviren betrachtet. Aufgrund der Anhaftung von Antikörpern und weiteren Abwehrzellen kann es zu großen Zellkonglomeraten kommen. Thrombosen, also die Verstopfung der Adern, und Thrombozythopenie, das heißt die Verminderung der Blutplättchen, sind die Folge. Das Syndrom nennt sich TTS (Thrombose mit Thrombozythopenie). Patienten beginnen wenige Tage nach der Impfung zu bluten und es bilden sich Thromben. Auch können sich auf der Haut jenseits der Einstichstelle Blutergüsse (Patechien) entwickeln. Oft endet eine Sinusvenenthrombose oder TTS mit dem Tod. Über die Bestimmung der D-Dimere lassen sich Thromboembolien nach einer Corona-Impfung ausschließen.

Auch der Diplombiologie Markus Fiedler verweist auf die Gefahr, die von den *Spike*-Proteinen ausgeht. Sie führen bei mit Impfstoff infizierten Zellen zu einer Zellfusion. Dabei kommt es zu Mikroverletzungen in Geweben und Gefäßwänden, nachdem das Immunsystem infizierte Zellen neutralisiert hat, was wiederum Gerinnsel verursacht.

Autoimmunkrankheiten: Bei entsprechender Veranlagung können durch die Impfung produzierte *Spike*-Antikörper das Risiko von Autoimmunkrankheiten erhöhen. Eine Gruppe von Wissenschaftlern um Michael Ehrenfeld hat herausgefunden, dass einige Eiweißgruppen innerhalb der *Spikes* identisch mit im menschlichen Körper vorkommenden Proteinen sind. Genauer gesagt überschneiden sich eine Reihe von sogenannten Heptapeptiden der menschlichen mit denen der *Spike*-Proteine des Sars-Cov-2-Virus. Diese menschlichen Körpereiweiße werden von den Antikörpern, die nach einer Impfung im menschlichen Organismus produziert werden, unter ungünstigen Bedingungen ebenfalls als fremd erkannt. Die Killerzellen könnten somit auch gesundes Körpergewebe angreifen und es auflösen. Die Forscher stellen fest, dass sich Autoimmunerkrankungen manifestieren. Ähnliche Eiweiße wie in einem Corona-*Spike* finden sich vor allem im Darm, in der Schilddrüse und im Nervengewebe. Krankheiten wie Zöliakie und Multiple Sklerose können die Folge sein.

ADE: mRNA-Impfungen können dazu führen, dass es bei Nachfolgeinfektionen, auch mit Grippeviren, zu einem explosionsartigen Verlauf der Erkrankung kommt. Verantwortlich hierfür sind sogenannte Infektionsverstärkende Antikörper (*antibody dependent enhancement*, ADE).

Toll-Like-Rezeptoren: Auf eine weitere Gefahr machte Clemens Arvay aufmerksam. Einer Studie aus Holland zufolge verändere sich das Immunsystems nach mRNA-Impfungen. Dies bestätigte auch Dr. Mike Williams in der englischen Zeitschrift *UK Columns*. Demnnach verringert sich die angeborene Hintergrundimmunität. Die sogenannten Toll-Like-Rezeptoren (TLR), die für das körpereigene Immunsystem verantwortlich sind, werden ausgeschaltet, damit die körperfremde mRNA in die Zellen des lymphatischen Systems gelangen kann, ohne vorher zerstört zu werden. Das natürliche Immunsystem wird praktisch umprogrammiert.

Langzeitschäden können noch nicht vorhergesehen werden, da die Wirkstoffe ohne geeignete Studien produziert wurden. Folgende Nebenwirkungen werden immer wieder erwähnt: Die Hälfte der Geimpften zeigt Fieber, Schüttelfrost, Muskel-, Glieder- und Kopfschmerzen. Es ist darauf hinzuweisen, dass bei den Menschen, an denen die Impfstoffe gestestet wurden, keine mit Vorerkrankungen dabei waren. Solche vulnerablen Gruppen können noch andere nachteilige Reaktionen zeigen.

Bestimmte Komponenten des Impfstoffs, auch die Hülle, können allergische Reaktionen hervorrufen. Beim genbasierten Impfstoff bekommt man diesen in den Muskel injiziert, binnen Minuten verteilt er sich im ganzen Körper und gelangt auch in Zellen, die normalerweise von den Viren nicht befallen werden. Es kommt zur Produktion von Virusproteinen in den Zellen, welche zu Virusprotein-Fabriken werden. Es ist unter Umständen gefährlich, wenn diese Produktion das Maß übersteigt und der Körper nicht in der Lage ist, eine Immunität gegen die Eindringlinge aufzubauen.

Unfruchtbarkeit der Frauen: Es ist möglich, dass Antigene einen Angriff auf die körpereigenen Zellen starten. Unfruchtbarkeit der Frauen können die Folge sein, aber auch embryonale Störungen, die theoretisch bis zum fetalen Tod oder zur weiblichen Sterilität führen können. In der Theorie waren diese Dinge bereits bekannt. So sollten zunächst Schwangere nicht geimpft werden. Dies wurde auf politischen Druck hin geändert und seit Oktober 2021 empfiehlt die Ständige Impfkommission (STIKO) die Corona-»Schutzimpfung« ab der 13. Schwangerschaftswoche, während der Stillzeit und für Frauen im gebärfähigen Alter, besonders mit Kinderwunsch.

Laut Aussagen von Dr. Wolfgang ⇢ Wodarg (Personenverzeichnis) geht es nicht nur um unmittelbare Schäden durch die Impfung, sondern auch um Spätschäden, die noch gar nicht absehbar sind, weil die Impfstoffe neuartig sind. Er schreibt: »Die in den Zellen erzeugten *Spike*-Proteine enthalten unter anderem auch Syncytin-homologe Proteine, die Voraussetzung für die Ausbildung der Plazenta. Es muss unbedingt ausgeschlossen werden, dass ein Impfstoff gegen Sars-Cov-2 eine Immunreaktion gegen Syncytin-1 auslöst. Unfruchtbarkeit von unbestimmter Dauer könnte bei geimpften Frauen die Folge sein.«

Krebs: Zahlreiche renommierte Wissenschaftler warnen, dass DNS-Impfstoffe (nicht zu verwechseln mit mRNA-Impfstoffen) als Nebenwirkung in Zellkerne gelangen können und dort in wenigen Fällen möglicherweise Krebs auslösen könnten.

Herzmuskelentzündungen (Myokarditis und Perikarditis): Eine Gefahr geht von allen am Markt befindlichen Impfstoffen gleichermaßen aus, denn die durch sie ausgelösten Verfahren innerhalb des menschlichen Organismus sind die gleichen. Seit Oktober 2021 wurden nach der Impfung mit mRNA-Impfstoffen vermehrt Herzmuskelentzündungen gemeldet, bei der häufig Erreger (überwiegend Viren) das Muskelgewebe des Herzens, das sogenannte Myokard, befallen. Die sogenannte Myokarditis tritt häufiger bei Männern als bei Frauen auf. Aus einer Myokarditis können sich Herzrhythmusstörungen und auch Herzschwäche (Herzinsuffizienz) entwickeln. Der mRNA-»Impfstoff« des US-Herstellers Moderna wurde aufgrund dessen in Island überhaupt nicht mehr eingesetzt, in Schweden und Finnland wurde der Impfstoff vorerst nicht mehr an unter 30-jährige Männer verabreicht und in Norwegen und Dänemark nicht mehr an unter 18-jährige männliche Jugendliche. Der damalige Bundesgesundheitsminister Jens Spahn (CDU) bewarb ihn als den »Rolls-Royce unter den Impfstoffen«.

Langzeitschäden: Über etwaige Langzeitschäden von mRNA-Impfungen gibt es aufgrund der Neuartigkeit keine verlässlichen Daten. Langzeituntersuchungen anderer Stoffe zeigen, dass nach fünf bis zehn Jahren immer noch Störungen eintreten können, sei es Herz-Rhythmus-Störungen, Beeinträchtigungen der Herzleistung oder andere der genannten Impfschäden. Die Langzeitschäden können heute noch nicht ermessen werden. Insbesondere wissen wir nicht, was ständiges Nachimpfen mit unserem Organismus macht.

Trotz all dieser beschriebenen ⇢ Nebenwirkungen und nicht auszuschließenden Spätfolgen werden Massenimpfungen gegen den Erreger ⇢ Sars-Cov-2 als Allheilmittel angesehen.

Impfstoffe (Vakzine): Die Impfstoffe, die gegen Corona eingesetzt werden, basieren hauptsächlich auf der ⇢ mRNA-Technologie. Während bei vielen herkömmlichen Impfstoffen das Antigen selbst injiziert wird, spritzt man beim mRNA-Impfstoff die genetische Information, sodass der Körper das Antigen selbst bildet.

Es gibt die nukleinsäurebasierten Impfstoffe (BioNTech/Pfizer, Moderna) und die viralen Vektorimpfstoffe (Johnson & Johnson, AstraZeneca, Sputnik V).

Erstere basieren auf der Übertragung von Nukleinsäuren und machen sich die genetischen Abläufe unserer eigenen Zellen zunutze, die sogenannte Proteinbiosynthese in den Ribosomen, unseren Proteinfabriken. Ribosomen befinden sich innerhalb der Zelle, aber außerhalb des Zellkerns. Durch sie findet das

Ablesen der genetischen Informationen statt, die sogenannte Translation und die Bildung entsprechender Proteine. Normalerweise stammen diese Informationen aus dem Zellkern, wo sich die DNS befindet. Im Fall der Impfung werden diese als mRNA (*Messenger* oder Boten-RNS) im Labor anhand der genetischen Sequenz eines Sars-Cov-2 hergestellt. Diese mRNA wird dem Menschen injiziert und wandert in die Zellen, wo in den Ribosomen anhand der genetischen Information Teile des Coronavirus, die *Spikes*, produziert werden. Jene gelangen in die Blutbahn und werden dort vom Immunsystem als Antikörper erkannt. Der menschliche Organismus reagiert und schafft eine schützende Antwort, indem Antigene produziert werden.

Virale Vektorimpfstoffe bedienen sich ebenfalls der Proteinbiosynthese in den Ribosomen. Nur wird die mRNA nicht direkt gespritzt sondern in genetisch modifizierten Trägerviren. Diese Trägerviren werden auch als Vektoren bezeichnet. Meist wird ein DNS-Adenovirus-5 als Träger benutzt, das als ungefährlich eingestuft wird. Es wird ebenfalls im Labor gentechnologisch anhand von Computermodellen zusammengesetzt. Bereits hier wird dem Vektorvirus die Gensequenz für den Bau eines viralen Antigens eingesetzt. Die Erzeugung des viralen Proteins geschieht dann auch bei Vektorimpfstoffen erst in unserem Körper, nachdem die mRNA des Vektorvirus in die Zellen eingedrungen ist.

Ansonsten gleicht das Verfahren dem der direkten Injektion von mRNA. In beiden Fällen erfolgt eine sogenannte Genexpression, die mRNA wird in den Ribosomen ausgelesen und im Rahmen der Proteinbiosynthese wird ein Stachelprotein, das sogenannte *Spike*-Protein, aus der Hülle des Virus produziert. Dieser körperfremde Stoff zirkuliert im Blut und regt die Bildung von Antigenen an.

Obwohl sich die Industrie bereits seit zehn Jahren mit der Erfoschung von Impfstoffen gegen →Coronaviren beschäftigt, hat es vor der Coronapandemie kein einziger bis zur Marktreife geschafft. Auch mit der neuen Technologie schaffte es lediglich ein vektorbasierter Impfstoff gegen Ebola 2019 zur Zulassung. Normalerweise braucht ein Impfstoff durchschnittlich zehn Jahre, um zugelassen zu werden. Alle Regeln, Zeitvorgaben und Mechanismen wurden bei der Entwicklung der Covid-19-Impfstoffe außer Kraft gesetzt. Im sogenannten teleskopierten Verfahren, bei dem Testphasen ineinandergeschoben wurden, kam es bisher in der EU nur zu einer bedingten Zulassung. Insofern nehmen alle, die derzeit geimpft werden, an einer Studie teil. Es findet ein weltweites Experiment statt.

Impfstoff (Entwicklung): Die theoretischen Grundlagen und Prinzipien von DNS- und RNS-Impfstoffen lieferte vor allem der US-amerikanische Virologe, Immunologe und Molekularbiologe Robert W. Malone vom Salk-Institut für biologische Forschung in Kalifornien mit einer bahnbrechenden Studie aus dem Jahr 1989. Co-Autoren waren Philip Felgner und Inder Mohan Verma.

Die praktische Entwicklung von RNS-Impfstoffen reicht bis in die frühen Neunzigerjahre zurück. Hieran maßgeblich beteiligt waren die ungarische Biochemikerin Katalin Karikó sowie ihr Kollege Drew Weissman. An der Medizinischen Fakultät der

Universität von Pennsylvania synthetisierten sie die RNS, welche, in Körper injiziert, jedoch zu Entzündungsreaktionen führten. Es gelang ihnen schließlich, die viralen RNS-Moleküle so zu modifizieren, dass sie in menschlichen Zellen nicht mehr von der Immunabwehr zerstört wurden.

Derrick Rossi griff die Technologie auf und entwickelte sie weiter. Er erkannte das Potenzial einer mRNA-fokussierten Impfstoffentwicklung und gründete 2010 mit Kollegen die US-amerikanische Firma Moderna mit Firmensitz in Cambridge im Bundesstaat Massachusetts.

Das deutsche Unternehmen BioNtech wurde 2008 von Uğur Şahin, Özlem Türeci und Christoph Huber gegründet. Der Firmensitz des deutschen Unternehmens befindet sich in Mainz. An dem Unternehmen sind die Unternehmer-Brüder Andreas und Thomas Strüngmann mit einem Startkapital von rund 180 Millionen US-Dollar beteiligt. Seit 2013 ist Katalin Karikó Senior-Vizepräsident von BioNtech. Wie die Firma Moderna lizenzierte auch BioNtech die Arbeiten von Katalin Karikó und Drew Weissman.

Auch der deutsche Biologe Ingmar Hörr forschte auf dem Gebiet der RNS-basierten Impfstoffe. Nach seiner Promotion im Jahr 2000 gründete er zusammen mit seinem Doktorvater Günther Jung, Steve Pascolo, Florian von der Mülbe und Hans-Georg Rammensee die Firma CureVac.

Bis 2020 hatten die mRNA-Biotech-Unternehmen keinen Erfolg mit ihren Tests. Die mRNA-Impfstoffe wurden auf

Krankheiten wie Tollwut, Zika, Zytomegalie und Influenza getestet. Vor der Covid-19-Pandemie war kein mRNA-Medikament oder -Impfstoff zur Anwendung beim Menschen zugelassen, die Nebenwirkungen waren extrem hoch.

Die Pandemie kam den Unternehmen also wie gerufen. Sie erhielten Geld für die Forschung und wurden von der Haftung für Impfschäden entbunden. Die neuen und unerprobten mRNA-Impfstoffe gelten wider aller Erfahrung als Allheilmittel und einziger Ausweg, um die Pandemie zu beenden. Zum Zwecke der Impfstoffherstellung wurden gigantische Summen ausgegeben. In Rekordzeit forschten die Konzerne nach Ausbruch der Covid-19-Pandemie an einer Corona-Schutzimpfung gegen ⇢ Sars-Cov-2. Üblicherweise dauert die Herstellung eines Impfstoffs zwischen 15 und 20 Jahren, um sicherzustellen, dass der Impfstoff wirkt und dass alle Nebenwirkungen bekannt sind. Die Corona-Impfstoffentwicklung hingegen nahm nur einen Bruchteil dieser Zeit in Anspruch. Es fand eine regelrechte Jagd auf den Impfstoff statt. Dem Mainzer Unternehmen BioNtech (in Zusammenarbeit mit dem US-amerikanischen Pharmakonzern Pfizer) gelang es im Dezember 2020 als erstem, einen mRNA-Corona-Impfstoff auf den europäischen Markt zu bringen. Kurz darauf folgten auch andere Hersteller.

Impfstoff (Wirksamkeit): Die Effektivität des ersten Corona-Impfstoffes aus dem Hause BioNtech wurde laut Zulassungsstudie Ende 2020 mit 95 Prozent als sehr hoch angegeben. Andere Impfstoffhersteller hatten eine relative Impfeffektivität von etwa 60 bis 95 Prozent zur Verhinderung einer Infektion gezeigt.

Es gab bereits bei Veröffentlichung der Studie Ende 2020 kritische Stimmen, die aufzeigten, dass diese Zahlen die tatsächliche Wirksamkeit für die Gesamtbevölkerung außer Acht lasse. Wichtiger wäre, die Wirksamkeit bezogen auf die gesamte Bevölkerung zu betrachten, was durch die Parameter »relative Risikominimierung« (RRR) und »absolute Risikominimierung« (ARR) veranschaulicht wird.

Die »relative Risikominimierung« bezieht sich nur auf die Menschen, die auch wirklich vom Impfstoff profitieren, wohingegen die »absolute Risikominimierung« die Wirkung auf die gesamte Bevölkerung aufzeigt, unter Einbeziehung des Risikos, unter normalen Bedingungen überhaupt an Covid-19 zu erkranken. Die ARR zeigt also an, welchen Vorteil es bringen kann, sich mit einem Mittel impfen zu lassen. Die ARR liegt im Fall des Impfstoffs von BioNtech/Pfizer nur bei circa einem Prozent. Seit mehr als 20 Jahren besteht Übereinstimmung darüber, dass nicht die RRR, sondern nur die ARR für die Beurteilung der Wirksamkeit eines Medikaments, das an sehr viele Menschen ausgegeben wird, eine geeignete Messgröße ist.

Anfangs war es Konsens, dass eine Impfung ausreiche, um einen »lebenslangen Schutz« vor einer Infektion zu haben. Im Verlauf des Jahres 2021 kam nach und nach die Wahrheit ans Licht: Die sogenannte Impfung funktionierte nicht, die Wirkung ließ schon nach wenigen Monaten nach. Während AstraZeneca noch mit einer Impfung auskam, wurden BioNtech/Pfizer und Moderna gleich als Doppel-Impfung konzipiert. Es war von vornherein klar, dass eine einfache Impfung eine vergleichsweise geringe Schutzwirkung hatte. Doch auch die Doppel-Impfung verlor nach kurzer Zeit wieder ihre Wirksamkeit. Tatsächlich infizierten sich nach dem Doppelschutz mehr Menschen als Ungeimpfte. Erklärt wurde dieses Impfversagen mit der neuen Omikronvariante aus Südafrika, obwohl auch diese Variante durch die Impfung abgedeckt sein sollte (→ *Booster*-Impfung).

Weiteren Aufschluss über die Wirksamkeit der Impfungen lieferten die regelmäßigen Wochenberichte des RKI. Diese listeten → Impfdurchbrüche nach unterschiedlichen Altersklassen auf. Insbesondere in der Altersklasse »60 Jahre und älter« häufen sich Impfdurchbrüche zunehmend. Sie liegen immer über 50 Prozent. Es handelt sich hierbei um die Risikogruppe, die tatsächlich von schweren Symptomen bei einer Covid-19-Erkrankung betroffen ist.

Die Behauptung, dass eine Impfung auch vor einer Ansteckung schütze, war bereits früh widerlegt. Merkwürdigerweise hatten beispielweise im Januar 2022 Bundesländer mit der höchsten Impfquote die höchste Inzidenz (wie Bremen), die mit der niedrigsten Impfquote die niedrigste Inzidenz (wie Sachsen).

Auch Fakten aus dem Ausland zeigen, dass eine Impfung eventuell kurzzeitig schwere Verläufe verhindert, aber nicht vor einer Ansteckung schützt. Gibraltar hatte im Dezember 2021, man staune, bei einer Impfquote von 100 Prozent eine Inzidenz von 1.056.

In einem Offenen Brief mit der Überschrift »Geringer Nutzen und noch unklare Risiken durch die Covid-Impfungen« vom 13. Dezember 2021 wandten sich Ärzte der Initiative »Ärzte stehen auf« an die Abgeordneten des Bundestags und an den Bundeskanzler der Bundesrepublik Deutschland. Hierin forderten sie die Regierung auf, der Spaltung Einhalt zu gebieten und alle direkten und indirekten Zwangsmaßnahmen mit dem Ziel einer Impfung von bisher Ungeimpften nicht nur einzustellen, sondern aktiv zu unterbinden. Inhaltlich wurde aufgezeigt, dass der absolute, individuelle Nutzen der Impfungen gegen Covid-19 im Bevölkerungsdurchschnitt marginal ist.

Die Behauptung, dass durch die Impfung andere Menschen vor Covid-19 geschützt werden, ist in Anbetracht der hohen Anzahl von Erkrankungen bei Geimpften und des fehlenden Unterschieds in der Infektiosität zwischen Geimpften und Ungeimpften nicht stichhaltig und unglaubwürdig.

Impfstoff (Zulassung): Im Wettlauf um die Impfstoffbereitstellung hatte Russland mit dem Vakzin »Sputnik-V« bereits im August 2020 als weltweit erstes Land einen Corona-Impfstoff zugelassen und damit die Kritik von Experten auf sich gezogen, da dieser erst weniger als zwei Monate an Menschen getestet worden war. Dieser Impfstoff basierte auf der genmanipulierten Vektor-Technologie.

Nur auf Drängen der Politik wurde in Großbritannien am 2. Dezember 2020 durch die Regulierungsbehörde MHRA zum ersten Mal in der Geschichte eine Notfallgenehmigung für mRNA-Impfstoffe erteilt, hier war es das Mittel von BioNtech/Pfizer. Am 11. Dezember folgte die Zulassungsbehörde FDA in den USA mit einer Notfallgenehmigung für den Wirkstoff. Nun musste auch die EU folgen, um den Anschluss nicht zu verlieren.

Als erster erhielt der RNS-Impfstoff »BNT162b2« von Pfizer und BioNtech am 21. Dezember 2020 die bedingte Marktzulassung in der Europäischen Union. Als zweiter Corona-Impfstoff ist seit dem 6. Januar 2021 auch der Impfstoff mRNA-1273 des US-Herstellers Moderna in der EU zugelassen.

Am 8. Januar bestellte die EU 300 Millionen Impfstoff-Dosen von BioNtech/Pfizer. Mit sechs Firmen beziehungsweise Konsortien schloss die EU-Kommission Verträge: AstraZeneca, BioNtech/Pfizer, CureVac, Johnson & Johnson, Moderna und Sanofi-GSK.

Bei allen Zulassungen für diese Corona-Impfstoffe handelt es sich um Notfallzulassungen. Im Zulassungsverfahren eines Medikaments oder Impfstoffes werden verschiedene Phasen unterschieden: die explorative Phase, die präklinische Phase, klinische Phase I, klinische Phase II, klinische Phase III. Erst nach Abschluss dieser Phasen erfolgt die Marktzulassung. Die Zulassungsverfahren wurden bei den Corona-Impfstoffen beschleunigt, die Testphase III verkürzt. Derartige Notfallzulassungen sind nur legal, wenn eine ernste Gesundheitsnotlage, beispielsweise eine Pandemie, vorliegt und das Nutzen-Risiko-Verhältnis des Impfstoffs als positiv bewertet wird. Voraussetzung ist üblicherweise auch eine klinische Prüfung, in der die Wirksamkeit nachgewiesen und schwere Nebenwirkungen ausgeschlossen wurden. Dies ist zwar geschehen, im weiteren Verlauf zeigte sich jedoch, dass die Forschungsergebnisse nicht haltbar waren. Bedingte Zulassungen sind in der EU für ein Jahr gültig und müssen dann verlängert werden. Dies geschah für alle zugelassenen Corona-Impfstoffe. BioNtech/Pfizer muss laut Vertrag erst im Juli 2024 den Bericht zur Wirksamkeit und Sicherheit seines Präperats vorlegen. Ähnlich ist es laut Wissenschaftlichen Dienst des Bundestages bei den anderen Corona-Impfstoffen.

Impfstrategie: Konzept für die größte Impfkampagne in der Geschichte Deutschlands. Zu Beginn der ausgerufenen Pandemie wurde von der beim Robert-Koch-Institut angesiedelten ⇢ Ständigen Impfkommission (STIKO), dem Deutschen Ethikrat sowie der ⇢ Nationalen Akademie der Wissenschaften Leopoldina eine verbindliche Impfreihenfolge und Priorisierung festgelegt. Diese basierte auf mathematischen Modellierungen. So wurden ältere Personen sowie Bewohnerinnen und Bewohner von Alten- und Pflegeheimen als erstes geimpft.

Da Anfang Juni 2021 bereits deutlich mehr als 45 Prozent der Menschen in Deutschland eine Erstimpfung und mehr als 20 Prozent der Personen sogar schon die Zweitimpfung beziehungsweise den »vollen Impfschutz« erhalten hatten und um das Voranschreiten der Nationalen Impfkampagne weiter zu unterstützen, wurde am 7. Juni 2021 die ursprünglich festgelegte Impfreihenfolge aufgehoben. Stattdessen wurde diskutiert, ob auch Kinder, Schwangere und Stillende sowie ungeimpfte Frauen mit Kinderwunsch geimpft werden sollten. Inzwischen empfiehlt die STIKO die Corona-Impfung für alle diese Gruppen. An die Stelle der Priorisierung trat der Gedanke an eine gesetzliche ⇢Impfpflicht für die gesamte Bevölkerung. Seit September 2021 ist nach der Grundimmunisierung, die aus zwei Impfungen besteht, eine sogenannte ⇢*Booster*-Impfung Teil der Impfstrategie.

Impfungen (allgemein): Eine Impfung, auch Schutzimpfung oder Vakzination genannt, dient der Aktivierung des Immunsystems durch Injizieren eines → Impfstoffs. Man unterscheidet dabei intradermale (in die Haut), subkutane (unter die Haut) und intramuskuläre (in den Muskel) Injektionen. Außerdem gibt es noch die Impfung über den Mund (Schluckimpfung).

Am bekanntesten sind die Impfungen gegen Pocken, Masern und Kinderlähmung. Impfungen haben in der Vergangenheit vielen Menschen das Leben gerettet. So starben an den Pocken früher 30 Prozent der Erkrankten. Dank der Impfungen konnte 1980 die Welt von der → WHO für pockenfrei erklärt werden.

Die Kinderlähmung (Poliomyelitis) wird durch den Poliovirus verursacht, welcher das Rückenmark oder das Gehirn direkt befallen kann. 1952 und 1953 waren allein in der BRD 15.000 Kinder dauerhaft gelähmt. Heute gelten dank der Schluckimpfung Amerika und Europa als poliofrei. Seither versucht die WHO, die Masern einzudämmen. Diese unschöne hochansteckende Infektionskrankheit befällt ebenfalls vor allem Kinder und kann neben Hautausschlag und Fieber auch schwere Verläufe verursachen und lebensbedrohlich sein. Durch groß angelegte Impfkampagnen wurde der Masernvirus in der westlichen Welt aber bereits ebenfalls weitgehend eliminiert.

Gegen Impfungen ist also im Allgemeinen nichts einzuwenden. Auch gegen Infektionen mit dem Influenzavirus (→ Grippe) wird erfolgreich geimpft. Bei epidemischen Ausbrüchen der Influenza empfahlen die WHO und Gesundheitsbehörden Impfungen mit gegebenenfalls angepassten Impfstoffen.

Im Falle der ⇢ »Pandemie« des Virus H1N1 (die sogenannte Schweinegrippe) im Jahr 2009/10 stellte die WHO allerdings fest, dass die Impfungen nur »begrenzt« geeignet waren. Sie veröffentlichten daher im März 2019 das Projekt »Globale Influenza-Strategie 2019-2030«, um die Entwicklung besserer Grippeimpfstoffe zu fördern. Neben Ebola, HIV und multiresistenten Keimen zählt die WHO auch Grippepandemien zu einer großen Gefahr für die Menschheit.

Nun hat sich allerdings keine Influenza- sondern eine Coronapandemie verbreitet. Hier sollen die herkömmlichen Impfstoffe nicht mehr wirken. Bei der Impfung gegen den ⇢ Coronavirus haben wir es mit einer vollkommen neuen Impftechnologie zu tun, die nicht absehbare Gefahren birgt. Die hier verwendeten Präperate basieren auf der ⇢ mRNA-Technologie.

Infektionsschutzgesetz (IfSG): Das Infektionsschutzgesetz löste im Jahr 2000 das Bundes-Seuchengesetz ab. Zweck des Gesetzes IfSG ist es, übertragbaren Krankheiten beim Menschen vorzubeugen, Infektionen frühzeitig zu erkennen und ihre Weiterverbreitung zu verhindern. Durch das IfSG werden Grundrechte eingeschränkt.

Am 25. März 2020 beschloss der Bundestag das Gesetz zum Schutz der Bevölkerung bei einer epidemischen Lage von nationaler Tragweite (⇢ Epidemische Lage von nationaler Tragweite). Auch das Infektionsschutzgesetz wurde geändert. Laut Paragraph 2 des IfSGs dürfen Landesregierungen ⇢ Grundrechte einschränken, um die Ausbreitung von Krankheiten einzudämmen. Diese Befugnisse bestanden, wenn der Deutsche

Bundestag gemäß Paragraph 5 Absatz 1 des IfSG eine »epidemische Lage von nationaler Tragweite« feststellte. Unmittelbar nach Verabschiedung des Gesetzes stellte der Bundestag aufgrund der damaligen Ausbreitung von ⇢Sars-Cov-2 in Deutschland eine solche Ausnahmelage fest. Für diesen Beschluss stimmten die Abgeordneten von CDU/CSU, SPD, FDP und Bündnis 90/Grüne. Die Abgeordneten der Linken und der AFD enthielten sich ihrer Stimmen.

An alle Abgeordneten erging im Vorfeld ein ⇢Strategiepapier (sogenanntes »Panikpapier«) des Bundesinnenministeriums zur Eindämmung von Covid-19, welches später auch an die Öffentlichkeit *geleakt* wurde. Hierin hieß es unter anderem, man müsse in der Bevölkerung die »Urangst«, die Angst vor dem »Erstickungstod« schüren. Weiter hieß es dort, Kindern solle Angst gemacht werden, am Tod ihrer Eltern schuld sein zu können. Es wird vermutet, dass mit diesem Panikpapier versucht wurde, die Abgeordneten in ihrem Abstimmungsverhalten zu beeinflussen.

Durch das Infektionsschutzgesetz werden, wie durch andere Erlasse, auch die Grundrechte eingeschränkt. Dazu zählen die körperliche Unversehrtheit, die Freiheit der Person, die Freizügigkeit, die Versammlungsfreiheit, die Unverletzlichkeit der Wohnung und das Brief- und Postgeheimnis. Paragraph 54a des IfSGs regelt die Durchsetzung des Infektionsschutzgesetzes durch die Bundeswehr.

Der Verfassungsrechtler Christoph Möllers kritisierte frühzeitig, dass auf Grundlage des Gesetzes eine einzige Person, nämlich

Bundesgesundheitsminister Jens →Spahn, Gesetze vollziehen dürfe. Der Rechtswissenschaftler Hans Michael Heinig warnte vor einem »faschistoid-hysterischen Hygienestaat«.

Wie aus dem Vorherigen zu entnehmen ist, erlaubt das Infektionsschutzgesetz erhebliche Eingriffe in Grundrechte. Normalerweise entscheidet der Gesetzgeber, das Parlament. Viele Entscheidungsbefugnisse gingen nun aber an die Exekutive über, an das Bundesministerium für Gesundheit. Dieses wurde ermächtigt, weitreichende Maßnahmen zur Grundversorgung mit Arzneimitteln, einschließlich Betäubungsmitteln, Medizinprodukten, Labordiagnostik, Hilfsmitteln, Gegenständen der persönlichen Schutzausrüstung und Produkten zur Desinfektion sowie zur Stärkung der personellen Ressourcen im Gesundheitswesen zu treffen, ohne dass etwa der Bundesrat Anordnungen oder Rechtsverordnungen zustimmen musste. Rechtsverordnungen konnten also nunmehr ohne Zustimmung des Bundesrats – und damit ohne Mitwirkung der Länder – erlassen werden.

Dies steht in Widerspruch zu Artikel 80 Absatz 2 des Grundgesetzes. Diese weitreichenden Befugnisse gab es nur, weil der Deutsche Bundestag gemäß Paragraph 5 Absatz 1 des Infektionsschutzgesetzes eine »epidemische Lage von nationaler Tragweite« festgestellt hatte.

Am 18. November 2020 wurde das »Dritte Gesetz zum Schutz der Bevölkerung bei einer epidemischen Lage von nationaler Tragweite« beschlossen. Hierbei wurde das Infektionsschutzgesetz verschärft und in Paragraph 28a IfSG besondere

»Schutzmaßnahmen« direkt ins Infektionsschutzgesetz geschrieben. Dies klang dann so:

- Ausgangs- oder Kontaktbeschränkungen im privaten sowie im öffentlichen Raum,
- Anordnung eines Abstandsgebots im öffentlichen Raum,
- Verpflichtung zum Tragen einer Mund-Nasen-Bedeckung (Maskenpflicht),
- Beschränkung oder Untersagung des Betriebs von Einrichtungen, die der Kultur- oder der Freizeitgestaltung zuzurechnen waren,
- Beschränkung oder Untersagung von Sportveranstaltungen,
- Schließung von Gemeinschaftseinrichtungen, in denen Kinder und Jugendliche betreut wurden, wie Kindergärten, Schulen, Heime und Ferienlager sowie die Erteilung von Auflagen für die Fortführung des dortigen Betriebs,
- Verbot von Übernachtungsangeboten,
- Betriebs- oder Gewerbeuntersagungen oder Schließung von Einzel- oder Großhandel oder Beschränkungen und Auflagen für Betriebe, Gewerbe, Einzel- und Großhandel,
- Untersagung oder Erteilung von Auflagen für das Abhalten von Veranstaltungen,
- Untersagung sowie Auflagen für das Abhalten von Versammlungen oder religiösen Zusammenkünften,
- Verbot der Alkoholabgabe oder des Alkoholkonsums auf bestimmten öffentlichen Plätzen oder zu bestimmten Zeiten,
- Untersagung oder Beschränkung des Betriebs von gastronomischen Einrichtungen,
- Anordnung der Verarbeitung der Kontaktdaten von Kunden, Gästen oder Veranstaltungsteilnehmern, um nach Auftreten

eines Infektionsfalls mögliche Infektionsketten nachverfolgen und unterbrechen zu können,
- Reisebeschränkungen.

Durch diese Gesetzesänderung war es den Landesverfassungsgerichten nicht mehr möglich, Bundesentscheidungen zu kippen, wie es zuvor vielfach geschehen war. Begleitend zur Bundestagsdebatte am 18. November 2020 kam es zu einer großen und friedlichen Demonstration vor dem Brandenburger Tor, nahe des Bundestags, bei der von der Berliner Polizei Wasserwerfer gegen die Demonstranten eingesetzt wurden.

Am 22. April 2021 wurde im Bundestag das »Vierte Gesetz zum Schutz der Bevölkerung bei einer epidemischen Lage von nationaler Tragweite« beschlossen. Dessen Artikel 1 Nummer 2 setzte die sogenannte ⇢Bundesnotbremse in Kraft, die mit den Paragraphen 28b und 28c bundesweit verbindliche und einheitliche Maßnahmen wie beispielsweise Ausgangssperren und Kontaktbeschränkungen bei Überschreitung der Inzidenz-Schwellenwerte 100 und 165 festlegte. Auch bei diesem Bundestagsbeschluss demonstriereten Zehntausende, diesmal auf der Straße des 17. Juni.

Das Infektionsschutzgesetz, das eigentlich im März 2022 unwiderruflich auslaufen sollte, wurde zu diesem Zeitpunkt selbstverständlich verlängert. Am 1. Juli 2022 legte der sogenannte Corona-Sachverständigenrat ein mehr als 100 Seiten umfassendes Gutachten über die Wirksamkeit der Maßnahmen vor. Teilweise positiv bewertet wurden beispielsweise Zugangsbeschränkungen wie die 2G/3G-Maßnahmen. Der Schutz vor einer

Infektion lasse mit der Zeit jedoch nach. Daher sollte man künftig eher mit tagesaktuellen Tests arbeiten. Betont wurde auch, dass die Datenlage schlecht und die Aussagekraft der Ergebnisse deshalb eingeschränkt sei. Dem Sachverständigenrat (nicht zu verwechseln mit der sogenannten Expertenkommission) gehörten 18 Wissenschaftler an, darunter der Virologe Hendrik ⇢Streeck (Personenverz.). Christian ⇢Drosten (Personenverz.) hatte das Gremium bereits im April 2022 verlassen. Er kritisierte, dass die Runde, zu der auch viele Juristen zählten, schlecht zusammengesetzt sei. Dem lange erwarteten Gutachten wurde die Bedeutung zugeschrieben, beeinflussen zu können, was zukünftig ins Infektionsschutzgesetz geschrieben wird. Im Herbst 2022 sind wahrscheinlich wieder massive Einschränkungen zu erwarten, zum Beispiel könnten auf der Grundlage des Infektionsschutzgesetzes Friedensdemonstrationen verboten werden.

Infizierte: Menschen, die sich mit dem Corona-Erreger ⇢Sars-Cov-2 angesteckt haben, wurden als Infizierte bezeichnet. Zum Beleg einer Infektion reichte den Behörden ein positives PCR-Testergebnis.

Ob bei einem positiven ⇢PCR-Test tatsächlich eine Infektion vorliegt, wird allerdings von Wissenschaftlern bezweifelt. Die Aussagekraft eines solchen Ergebnisses hängt stark vom angewendeten Testverfahren ab, welches bereits ab 35 Testzyklen zu 97 Prozent falsch-positive Ergebnisse liefert (⇢ PCR-Test). Hierauf machten sowohl der ehemalige Vize-Präsident des Pharmakonzerns Pfizer, Dr. Mike Yeadon, als auch die Würzburger Zellbiologin Professorin Ulrike Kämmerer mehrfach aufmerksam. Obwohl Testergebnisse nach mehr als 45 Zyklen keinerlei Aussagekraft mehr besitzen und auch Gesunde positiv getestet werden, gehen alle positiven Ergebnisse als Infizierte in die offizielle Statistik ein. Die vom RKI verlautbarten Infektionszahlen hatten demnach geringen bis keinen Aussagewert, somit gab es auch kein gefährliches Infektionsgeschehen, das derartig tiefgreifende Grundrechtseinschnitte in das Leben der Menschen rechtfertigte. Auch Gesunde wurden positiv getestet und als Kranke behandelt.

Die Art der Testung und die daraus resultierenden Infiziertenzahlen basieren auf dem ⇢ Corman-Drosten-Protokoll aus dem Januar 2020. Dieses wurde von einem Team bestehend aus zahlreichen Wissenschaftlern im ⇢ *Corman-Drosten Review Report* bereits im November 2020 widerlegt. Spätestens danach hätte aufgehört werden müssen, Testpositive aufzuaddieren.

Inflation: Als Inflation wird die Geldentwertung durch Preiserhöhungen bezeichnet. Bei einer Inflation erhält man für dieselbe Geldeinheit also weniger Waren als zuvor. Die Inflationsrate stieg im Lauf der Maßnahmen- und später während der Russlandpolitik immer weiter auf Rekordniveau an. In der Geschichte setzten Regierungen eine hohe Inflation gezielt ein, um die angehäuften Staatsschulden ebenfalls zu entwerten und loszuwerden. Mit dieser Strategie verloren die Menschen jedoch auch ihre Ersparnisse.

Inkubationszeit: Der Zeitraum zwischen der Infektion und dem Auftreten von Symptomen beträgt bei Covid-19 circa zwei bis 14 Tage. Diese Zeit nennt man Inkubationszeit. Analysen zufolge könnte die Inkubationszeit beim neuen Coronavirus in seltenen Fällen sogar bis zu 24 Tage betragen und damit zehn Tage mehr als bisher angenommen. Es ist aber nicht bewiesen, dass der positiv Getestete auch eine Ansteckungsgefahr darstellt. Dies ist abhängig von der Viruslast.

Intensivbetten: Krankenhausbetten auf Intensivstationen, die sowohl durch Apparate *(Monitoring,* Beatmungsgerät) als auch rund um die Uhr personell entsprechend ausgestattet sind. Intensivbetten werden im DIVI-Intensivregister (DIVI, Deutsche Interdisziplinäre Vereinigung für Intensiv- und Notfallmedizin) gelistet. In der Zeit von Juli bis November 2020 wurde die Anzahl der Intensivbetten in Deutschland von 32.000 auf 28.000 reduziert. In einer weiteren Phase schrumpfte sie noch einmal um 6.000 Betten. Insgesamt gab es somit einen Abbau von 10.000 Intensivbetten, während die Anzahl der Intensivpatienten gleich geblieben ist – und das in Zeiten einer ausgerufenen ⇢ Pandemie sowie der Triage-Kampagnen in den öffentlich-rechtlichen Medien. Durch den Bettenabbau wurde eine höhere Bettenauslastung suggeriert. Um an die neu ausgehobenen Fördergelder zu kommen, mussten Intensivstationen zu über 75 Prozent mit Patienten belegt sein.

Eine Autorengruppe um den Gesundheitsökonomen Prof. Dr. med. Matthias Schrappe erhob in einem Gutachten schwere Vorwürfe gegen die DIVI sowie die Krankenhausverwaltungen. Am 16. Mai 2021 griff die *Welt am Sonntag* als erste Zeitung den Bericht des *Demokratischen Widerstand* vom 23. April 2021 über den Bettenabbau auf. Formuliert wurden auch hier eine Reihe von Vorwürfen, so hätte es Manipulationen in den offiziellen Statistiken, Subventionsbetrug und eine zweifelhafte Verwendung von Fördermitteln gegeben. Obwohl durch die Bundesregierung eine halbe Milliarde Euro Finanzhilfen für den Aufbau zusätzlicher Intensivbetten zur Verfügung gestanden hätten, wurden wie berichtet freie Betten abgebaut. Es verschwanden aber nicht nur 10.000 Intensivbetten, sondern man korrigierte offensichtlich auch rückwirkend die Zahlen vom vorangegangenen Sommer.

Eine Bedrohung der Kapazitäten durch Überlastung hat es im Lauf der sogenannten Coronapandemie in der BRD nie gegeben, so das Fazit. Auch auf den Höhepunkten aller drei Wellen wären nie mehr als 25 Prozent der Intensivbetten mit Covid-Patienten belegt gewesen, da in Deutschland mehr als dreimal so viele Intensivbetten zur Verfügung gestanden hätten als in Frankreich mit 7.000 Betten. Zusätzlich hätte es 11.000 Betten als Notfallreserve gegeben.

Es wurden nach dem Krankenhausentlastungsgesetz für jedes neu aufgestellte Intensivbett 50.000 Euro zur Verfügung gestellt. Nirgends auf der Welt seien so viele Covid-Kranke auf Intensivstationen behandelt worden wie in Deutschland. Ende April 2021 wurden 61 Prozent der Covid-Patienten in Krankenhäusern auf Intensivstationen behandelt. In der Schweiz waren es nur 25 Prozent, in Italien elf Prozent. Erkrankten Bundesbürger schwerer als die übrigen Menschen in Europa? Oder könnte es sein, dass manche Krankenhäuser zusätzliche nicht zustehende Profite eingestrichen haben? Laut Professor Matthias Schrappe gab es in den Krankenhäusern offensichtlich die Tendenz, Patienten ohne Not auf die Intensivstation zu

J

verlegen. All diese Punkte wurden von der Regierung zurückgewiesen, es gäbe keinerlei Belege. Im Juni 2021 bestätigte der Bundesrechnungshof die Vorwürfe.

Inzidenz: Die Häufigkeit von Ereignissen, insbesondere neu auftretender Krankheitsfälle innerhalb einer Zeitspanne, zum Beispiel die Zahl der Neuerkrankungen, die in einem Jahr pro 100.000 Menschen auftreten.

Hiervon zu unterscheiden ist die sogenannte 7-Tage-Inzidenz. Sie ist die Anzahl der an sieben aufeinanderfolgenden Tagen in einer Region gemeldeten positiven ⇢ PCR-Tests pro 100.000 Einwohner. Ab einem Wert von 50 wurden die Maßnahmen zur Kontaktreduzierung lokal verschärft.

Im Verlauf der ⇢ Pandemie war zuerst die ⇢ Reproduktionszahl in aller Munde, dann war es die sogenannte 7-Tage-Inzidenz. Seit September 2021 rückte an ihre Stelle als Leitindikator für Maßnahmen die sogenannte Hospitalisierungsinzidenz, die sich aus der Zahl der Corona-Neuaufnahmen in Krankenhäusern binnen sieben Tagen pro 100.000 Einwohner ergab.

Johns-Hopkins-Universität: Die Johns-Hopkins-Universität ist eine private Forschungseinrichtung in Baltimore, USA. In der Coronakrise erlangte sie weltweite Bekanntheit. Ihr unterstellt ist das Zentrum für Gesundheitssicherheit, welches bei der Steuerung der ⇢ Pandemie eine Führungsrolle innehatte. Dies insbesondere durch Katastrophenpläne und Pandemieübungen, die dort entwickelt und mit Führungskräften Jahr für Jahr geübt wurden, so auch das ⇢ Event 201. Vor allem das

K

→ *Dashboard* der Johns-Hopkins-Universität, welches laufend und in dramatischen Farben die Zahl der → Infizierten und Toten aktualisierte, trug zur medialen Verbreitung einer Pandemie-Stimmung bei. Das *Dashboard* wurde schon vor dem Ausbruch der Krise programmiert.

John Snow Memorandum: Eine Denkschrift, die im Oktober 2020 als Reaktion auf die → Great-Barrington-Erklärung veröffentlicht und von rund 80 Wissenschaftlern unterzeichnet wurde. Im Memorandum wurden rigide Maßnahmen gefordert, um die Eindämmung des Virus in allen Bevölkerungsgruppen zu forcieren, bis ein Impfstoff zur Verfügung steht. Die Maßnahmen sollten durch sozialpolitische Programme abgefedert werden. Zu den Unterzeichnern gehörten in Deutschland unter anderem Christian → Drosten (Personenverz.) und Melanie Brinkmann.

Das Memorandum ist benannt nach dem Arzt John Snow, der 1854 erkannte, dass sich die Cholera in London über das Trinkwasser verbreitete. Darüber hinaus wird auf den Charakter Jon Snow aus der Fernsehserie »Games of Thrones« angespielt, der mit dem oft zitierten Ausspruch »Winter is coming!« vor den Gefahren des Winters warnt.

Kinder: Viele Kinder leiden unter der durch die Coronamaßnahmen hervorgerufene Isolation und den fehlenden Sozialkontakten. Insbesondere leiden sie unter dem → Maskenzwang. Im »Panikpapier« das Bundesinnenministeriums (→ Strategiepapier) wurde empfohlen, Kindern damit Angst einzujagen, dass sie ihre Großeltern anstecken und für deren qualvollen Erstickungstod verantwortlich werden. In Österreich und

Deutschland waren Kinder- und Jugendpsychiatrien während der Coronamaßnahmen überlastet. Die Gefahr an Covid-19 schwer zu erkranken, besteht für Kinder quasi nicht, dennoch waren sie durch das Masken- und Testregime den härtesten und langanhaltendsten Maßnahmen ausgesetzt.

Klagepaten: Der überparteiliche Verein Klagepaten wurde ursprünglich gegründet, um bedürftige Eltern finanziell dabei zu unterstützen, einen Kindergartenplatz für ihr Kind zu erhalten. Heute gewähren die Klagepaten außerdem Hilfe, um gegen die Einschränkungen von Rechten durch die Coronamaßnahmen der Bundesländer juristisch vorgehen zu können. Bekannte Anwälte des Vereins waren und sind unter anderem Ralf Ludwig und Markus Haintz.

Kollateralschäden: Man versteht darunter einen ungewollten, aber zur Erreichung eines verfolgten Anliegens unvermeidbaren Begleitschaden, zum Beispiel im Falle eines Krieges oder einer Seuchenbekämpfung. Die Folgen von ⇢*Lockdowns* auf die öffentliche Gesundheit und das Wohlbefinden von Menschen werden von Virologen und Epidemiologen oft nicht berücksichtigt. Es sollte aber eine Risikoabwägung erfolgen, was Kritiker der Regierung vergebens einforderten.

Der kanadische Kinderarzt Dr. Ari Joffe beschreibt einige diese Kollateralschäden, die als Folge der Eindämmungsmaßnahmen beziehungsweise *Lockdowns* zu erwarten sind, in seiner Abhandlung mit dem Titel: »Covid-19: Rethinking the Lockdown Groupthink« (dt. Das *Lockdown*-Gruppendenken überdenken). Darin berechnet er, dass 80 bis 130 Millionen

Menschen weltweit von einer Ernährungsunsicherheit betroffen sein werden, 70 Millionen von schwerer Armut. Die Müttersterblichkeit und Sterblichkeit von Kindern unter fünf Jahren wüchse durch die unterbrochene Gesundheitsversorgung auf die Zahl von 1,7 Millionen Fällen an.

Darüber hinaus rechnet Joffe mit Millionen Todesfällen durch Infektionskrankheiten wie Tuberkulose, Malaria und HIV. Schulschließungen werden für Kinder Auswirkungen auf deren zukünftiges Einkommensniveau haben. Die Lebenserwartung von Millionen Kindern werde durch Ausbleiben von Routineuntersuchungen sinken, Gewalt in der Partnerschaft steige für Millionen von Frauen. Für Länder mit hohem Einkommen prognostizierte er negative Auswirkungen durch verzögerte Gesundheitsversorgung, steigende Arbeitslosigkeit, zunehmende Einsamkeit, Verschlechterung der psychischen Gesundheit sowie vermehrte Todesfälle durch fehlende Verabreichung starker Schmerzmittel.

Komorbiditäten: Sie bezeichnen Vor- beziehungsweise Begleiterkrankungen bei einer Infektion mit → Sars-CoV-2. Komorbiditäten sind entscheidend dafür, ob Menschen »an« dem → Coronavirus oder »mit« dem Coronavirus krank werden oder sterben.

Diese Frage nach der Rolle von Komorbiditäten beim Sterbegeschehen während der Coronapandemie kam schon zu Beginn der Krise im Frühjahr 2020 in Italien auf. Laut Professor Walter Ricciardi, Mitglied der → Weltgesundheitsorganisation und Chefberater der italienischen Regierung, hätten nach einer

Studie der Gesundheitsbehörde Italiens nur zwölf Prozent der Sterbeurkunden eine direkte Ursache durch den Coronavirus gezeigt, während 88 Prozent der verstorbenen Patienten mindestens eine schwere Vorerkrankung aufwiesen, viele hatten zwei oder drei. Einer weiteren Studie der Gesundheitsbehörde vom 17. März 2020 zufolge hatten sogar 99 Prozent der Verstorbenen an einer oder mehreren Vorerkrankungen gelitten, 49 Prozent an drei Vorerkrankungen. Das Durchschnittsalter der Verstorbenen betrug 80 Jahre. Zu ähnlichen Ergebnissen kam auch Professor Klaus Püschel, der am Universitätsklinikum Hamburg-Eppendorf Obduktionen an vermeintlichen Coronatoten durchführte. Im März 2020 äußerte er im deutschen Fernsehen, die Angst vor dem Virus sei überzogen. Das Durchschnittsalter der an Covid-19 Verstorbenen liege bei 82 Jahren, in Hamburg sei kein einziger nicht vorerkrankter Mensch an dem Virus gestorben.

Kongress der CDU-CSU-Fraktion: Bereits im Mai 2019, ein Jahr vor »Pandemie«-Beginn, trafen sich auf dem Kongress der CDU-CSU-Fraktion die damalige Bundeskanzlerin Angela Merkel, der damalige Bundesgesundheitsminister Jens ⇢ Spahn (Personenverz.) sowie die Lobbyisten der Pharmaindustrie Lothar ⇢ Wieler, Christian ⇢ Drosten (Personenverz.) und der Generaldirektor der ⇢ Weltgesundheitsorganisation Tedros Adhanom ⇢ Ghebreyesus (Personenverz.), um darüber zu beraten, wie das Ziel »Globale Gesundheit« der ⇢ Vereinten Nationen verstärkt umgesetzt werden könne.

Diese Bundesregierung erarbeitete hierfür eine Strategie aus und die WHO kümmerte sich um einen Aktionsplan. Es ging bereits um Gesundheitsvorsorge und die Bekämpfung von Epidemien. Tedros Ghebreyesus hielt eine bewegende Rede. Kongresse dieser Art fanden in allen Mitgliedsländern der WHO statt, um die Regierungen auf einen gemeinsamen Kurs einzuschwören und um Gelder einzuwerben.

Kriegswirtschaft: Sie ist eine auf die Notwendigkeiten des Krieges ausgerichtete Wirtschaftsordnung. In der Coronakrise wurden zum ausgerufenen Zweck, den Virus zu besiegen, weite Teile der zivilen Wirtschaft stillgelegt, die Digitalisierung von Betrieben, Kultureinrichtungen und Verwaltung vorangetrieben, Hunderte Milliarden Euro Schulden aufgenommen, die EU mit zusätzlichen Geldmitteln ausgestattet, deren Auszahlung an die Staaten an Bedingungen geknüpft wurde und Pharma- und Krankenhauskonzerne mit allerlei Ressourcen bedacht (→ Intensivbetten). Betriebe wie die Lufthansa erhielten Milliarden dafür, dass ihre Flugzeuge nicht fliegen. Menschen, die zuvor selbstständig oder in der Privatwirtschaft tätig waren, sahen sich durch die Verbote der Regierung ihres Arbeitsplatzes beraubt. Dafür erhielten sie teilweise staatliche Zuwendungen oder fanden Arbeit in vom Staat finanzierten Test- und Impfzentren. Hilfsgelder wurden häufig zurückgefordert.

Es wurde eine → Impfstrategie ausgearbeitet, alle Ressourcen wurden mobilisiert, um die Produktion auszuweiten, es wurden neue Fabriken in Betrieb genommen, so wie in Marburg. Die sogenannte → Impfung soll möglichst flächendeckend erfolgen. Auch das Militär, in Deutschland ist es die Bundeswehr, wird bei der Durchführung der Strategie eingesetzt. Die gesamte Gesellschaft wird umgestellt im Sinne einer Kommandowirtschaft. Mit

Kriegsunwilligen und Deserteuren wird hart verfahren. Die Versammlungsfreiheit wird eingeschränkt, Demonstrationen weitestgehend verboten, für Brecher der ⇢ Quarantäne entstehen in mehreren Bundesländern Quarantänelager. Somit ist zu befürchten, dass die Coronakrise eine weitgehend von den Regierungen gelenkte Planwirtschaft, mächtige internationale Großkonzerne, eine Entmachtung des bürgerlichen Mittelstandes und der Mittelschicht und hohe Staatsschulden hinterlassen wird. Eine Währungsreform kann nicht ausgeschlossen werden. Pläne für einen digitalen Euro liegen bereit.

Krise: Im Allgemeinen bezeichnet eine Krise den Höhepunkt oder Wendepunkt einer gefährlichen Konfliktentwicklung. Nimmt die Entwicklung einen dauerhaft negativen Verlauf, so spricht man auch von einer Katastrophe. Krisen werden oft auch als Chance verstanden. Es gibt persönliche Krisen, Lebenskrisen, medizinische Krisen, ⇢ Wirtschaftskrisen, politische Krisen, ökologische Krisen, Systemkrisen und weitere.

Corona ist zunächst eine Krise, wie wir sie seit den Weltkriegen nicht mehr kannten. Durch die Ängste vor Tod und Krankheit sowie wirtschaftlicher Not werden Menschen in den Krisenmodus der Schockstarre versetzt. Für die einen ist die Coronakrise in erster Linie eine medizinische Krise. Sie sehen die ⇢Pandemie als reale Gefahr, verursacht durch einen Virus, den es in dieser Gefährlichkeit bisher nicht gegeben haben soll.

Andere wiederum sehen die Krise als Brennglas für gesellschaftliche Missstände. Sie sehen die Medizin selbst in der Krise: Heruntergewirtschaftete Gesundheitssysteme, die katastrophale

Arbeitsmarktsituation im Pflegebereich, die Raffsucht der Pharmakonzerne et cetera.

Hinzu kommen in der Coronakrise korrupte Ärzte, die finanzielle Anreize ausnutzten, um aus der Krise Kapital zu schlagen und Covid-19 als Todesursache bescheinigten, obwohl andere Ursachen vorlagen; ein Ethikrat, der nur sagte, was die Politiker von ihm erwarteten; die Krise einer Politik, die den Lobbyisten in die Hände arbeitet, nicht aber die Interessen ihrer Wähler vertritt und der es um den Erhalt ihrer Macht geht; die Krise der kapitalistischen Finanzwirtschaft, in der globale Großkonzerne zunehmend politische Macht und Einfluss gewinnen. Dieser Ansicht zufolge geht es in dieser ⇢ Pandemie nicht mehr um Gesundheit. Allgemein erleben wir eine Krise der Demokratie und der Werte. Grundrechte werden verletzt, der Ausnahmezustand dauerhaft implementiert und eine autoritäre ⇢ Kriegswirtschaft eingeführt.

Wir übersehen oft, dass es auch vorher schon Krisen gab, die durch die Coronakrise nur überlagert wurden. Obwohl sich die einzelnen Staaten in Bezug auf Maßnahmen, die nicht unbedingt rational waren, immer an ihren Nachbarn orientierten, gab es andererseits kaum Solidarität zwischen den Staaten, sodass es beispielsweise zu aus medizinischer Sicht sinnlosen Grenzschließungen kam. Es machte den Anschein, als wäre der Virus schon vorher in den einzelnen Ländern vorhanden gewesen, nun wurde er politisch genutzt.

In Deutschland und Frankreich wurde die Pandemie zur Aufrechterhaltung der wankenden politischen Souveränität

L

instrumentalisiert. Infektionszahlen rechtfertigten schon bald keine Maßnahmen mehr. Tatsächlich herrscht bereits seit vielen Jahren eine Krise des Vertrauens der Bürger in die Politik. In der rigiden Durchhaltetaktik der Pandemiestrategie zeigte sich nur das verzweifelte Klammern einer Macht, die bereits am Wegbröckeln ist. In anderen autoritär regierten Staaten wird Corona ebenfalls als Vorwand für Militärregierungen genutzt, so zum Beispiel in Ägypten.

Derzeit scheint es so, als ob China als vorläufiger Sieger aus der Coronakrise hervorgehen könnte. Das Land stellt die USA und EU-Europa damit noch stärker als bisher vor geopolitische und wirtschaftliche Herausforderungen.

Der Westen hat der östlichen Welt immer vorgeworfen, dass Wissenschaft und Kultur aufgrund der rückschrittlichen Strukturen, zum Beispiel im Islam, nicht gedeihen konnten. Wollen wir aus dieser Krise schnell, gestärkt und demokratisch herauskommen, dann wäre es vonnöten, zum klarem Denken und zur Vernunft, mithin zu echter Wissenschaftlichkeit und Rationalität zurückzukehren und das ist mit Kriegstreiberei, wie immer sie aussehen mag, nicht zu schaffen.

Leopoldina – Nationale Akademie der Wissenschaften: Eine der renommiertesten Gelehrtenanstalten im deutschsprachigen Raum. Offiziell gilt sie als unabhängig und dem Gemeinwohl verpflichtet. Die Bundeskanzlerin Angela Merkel vertraute in der Coronakrise auf den Rat dieser Institution, welche ihre Politik zuverlässig mit wissenschaftlich anmutenden Stellungnahmen stützte.

Am 8. Dezember 2020 gab die Leopoldina die 7. Ad-hoc-Stellungnahme zur Coronavirus-→ Pandemie heraus. Hierin hieß es: »Trotz Aussicht auf einen baldigen Beginn der Impfkampagne ist es aus wissenschaftlicher Sicht unbedingt notwendig, die weiterhin deutlich zu hohe Anzahl an Neuinfektionen durch einen harten → *Lockdown* schnell und drastisch zu verringern«. Der erneute *Lockdown* im Winter 2020 wurde mit Verweis auf dieses Gutachten gerechtfertigt.

An der Stellungnahme der Leopoldina gab es allerdings auch massive Kritik, so von Professor Michael Esfeld, seit 2002 Professor für Wissenschaftsphilosophie an der Universität Lausanne und seit 2010 Mitglied der Deutschen Akademie der Naturforscher Leopoldina. Ihm zufolge sei es Missbrauch der Wissenschaft, dass sich die Akademie für eine bestimmte Politik, deren Ergebnis schon bereits feststehe, als Pseudolegitimation einspannen lasse.

Als weitere Reaktion verkündete der Geologe Professor Thomas Aigner aus Gewissensgründen seinen Rücktritt und legte in einem öffentlichen Brief seine Gründe dar. Auch der Mathematiker Stephan Luckhaus verließ im Februar 2021 die Leopoldina aus Protest zu deren Corona-Einlassungen. Der Ehemann der vormaligen Bundeskanzlerin, Professor Joachim Sauer, verblieb im Vorstand der Nationalen Akademie der Wissenschaften.

Letalität (Sterblichkeitsrate): Todesfälle im Verhältnis zur Anzahl der Erkrankten. Im Gegensatz dazu ist die Mortalität die Zahl der Todesfälle in Bezug zur gesamten Population. Ursprünglich gingen die Wissenschaftler von einer Sterblichkeitsrate von

2 bis 3 Prozent nach der Übertragung von ⇢ Sars-Cov-2 aus. Dieser Wert wurde durch eine Studie von John ⇢ Ioannidis revidiert. Den Ergebnissen seiner umfangreichen Arbeit zufolge beträgt die Letalität von Covid-19 tatsächlich nur 0,23 Prozent, bei Menschen unter 70 Jahren nur 0,05 Prozent.

Lockdown (dt. Niederschluss): Eine Wortschöpfung, die aus dem Englischen ins Deutsche übernommen wurde und für die Schließung von Geschäften und öffentlichen Einrichtungen sowie für Versammlungsverbote oder Ausgangssperren zum Zwecke der Eindämmung einer ⇢ Pandemie steht. Ein *Lockdown* ist stets mit erheblichen sozialen, wirtschaftlichen, psychologischen und gesundheitlichen Folgen sowie gravierenden Freiheits- und Grundrechtseinschränkungen verbunden.

Anfang 2020 wurde von Regierung und Medien auch der Begriff *Shutdown* (dt. Herunterfahren) verwendet. Während *Lockdown* vor Corona eine Notsituation bezeichnete, in der Personen aufgrund von Gefahren (wie Anschläge, Attentate oder Naturkatastrophen) nicht frei in ein Gebäude oder einen Bereich eintreten dürfen, versteht man unter einem *Shutdown* die Stilllegung von Betrieben (auch eines Computers) sowie das Herunterfahren der Wirtschaft. Bewegungseinschränkungen durch Zwangsmaßnahmen gibt es beim *Shutdown* nicht. Da es im Vergleich mit anderen europäischen Ländern in Deutschland zunächst keine derart rigiden Ausgangssperren gegeben hatte, schien dieser Ausdruck daher zeitweise angemessener.

Erster Lockdown in Deutschland: Obwohl der sogenannte Reproduktionswert (⇢ R-Wert), welcher der Bundesregierung damals als Grundlage zur Verhängung der Coronamaßnahmen diente, bereits zurückging, wurde der *Lockdown* am 23. März 2020 beschlossen. Im Nachhinein wurde dieser von Rechtsexperten als verfassungswidrig eingestuft. Ab Mitte April sowie im Mai 2020 kam es zur teilweisen Aufhebung von Maßnahmen (»Lockerungen«). So konnten unter Einhaltung von Abstands- und Hygieneauflagen am 6. Mai 2020 die Geschäfte wieder öffnen. Als Messgröße zur Aufhebung oder Verhängung von Maßnahmen wurde nun die 7-Tage-Inzidenz herangezogen. 50 Neuinfektionen pro 100.000 Einwohner galten dabei als kritische Marke, die nicht überschritten werden sollte.

Erster »Lockdown light«: Er wurde am 2. November 2020 verhängt, seine Verlängerung und teilweise Verschärfung bis zum 20. Dezember wurden am 25. November zwischen der Bundeskanzlerin und den Regierungschefs der Länder vereinbart. Für Gebiete mit einer Inzidenz von über 200 Neuinfektionen pro 100.000 Einwohnern pro Woche und mit diffusem Infektionsgeschehen sollten die jeweiligen Länder schärfere Maßnahmen vorsehen. Am 2. Dezember 2020 verabredeten die Regierungschefs der Bundesländer gemeinsam mit der Bundeskanzlerin Angela Merkel, dass dieser Teil-*Lockdown* bis zum 10. Januar 2021 fortgesetzt werden solle.

Zweiter Lockdown ab 16. Dezember 2020: Am 13. Dezember 2020 verabredeten die Regierungschefs der Bundesländer mit der Kanzlerin aufgrund angeblich weiterhin hoher Infektionszahlen, dass ab dem 16. Dezember 2020 bis zum 10. Januar 2021 härtere Maßnahmen erlassen werden würden. Nach Weihnachten gab es zum ersten Mal gebietsweise einen Inzidenzwert von über 1.000 auf 100.000 Einwohner. Somit konnte das Feuerwerk zu Silvester verboten werden. Am 6. Januar 2021 wurde der *Lockdown* in Deutschland bis Ende Januar verlängert und verschärft, als Begründung wurden anhaltend hohe Infektionszahlen angeführt.

Ab dem 11. Januar 2021 wurden private Treffen weiter beschränkt und waren nur noch mit maximal einer weiteren nicht im Haushalt lebenden Person erlaubt. Bei einer 7-Tages-Inzidenz von über 200 pro 100.000 Einwohner galt eine Einschränkung des Bewegungsradius auf 15 km um den eigenen Wohnort, sofern kein Grund vorlag, den Regierung und Polizei für wichtig erachteten. Kontaktbeschränkungen am Arbeitsplatz wie *Homeoffice* und Schließung von Betriebskantinen sollten verstärkt, Tests und Impfungen in Alten- und Pflegeheimen intensiviert werden.

Erneute Beratungen von Bundeskanzlerin und Länderchefs folgten am 25. Januar 2021, mit dem Ergebnis, dass der *Lockdown* verlängert wurde. Weitere Sitzungen führten zur Verschärfung des Lockdowns (→Bundesnotbremse), welcher bis in den Mai 2021 verlängert wurde. Nun wurden die sogenannten 2/3G-Regeln angewendet, die einen Nachweis des Blutstatus für den Besuch von Theatern, Gerichtsverhandlungen oder Reisen forderten.

Lockdown für Ungeimpfte: Im November 2021 weitete die Bundesregierung die Zugangsbeschränkungen und Freiheitsberaubungen für ungeimpfte Bürger aus. Parallel dazu sprach der bekannte Fernsehdoktor Frank Ulrich Montgomery von einer »Tyrannei der Ungeimpften«. Ungeimpfte durften sich untereinander und mit anderen nicht mehr treffen und keine Restaurants, Kinos oder Verfassungsgerichte betreten. Die Ausgrenzung wurde erklärtermaßen mit dem Ziel betrieben, Impfunwillige an die Nadel zu bringen. Erst mit dem Beginn der Aufrüstung der Bundesrepublik gegen Russland im März 2022 endete dieser *Lockdown*.

Der Mitarbeiter des Bundesinnenministeriums Stephan Kohn sah in seiner Funktion als Mitarbeiter der Abteilung »Schutz kritischer Infrastruktur« bereits im Frühjahr 2020 die *Lockdowns* als unnötig und gefährlich an. Er wurde nach der Veröffentlichung seiner Erkenntisse vom Dienst freigestellt und im Jahr 2022 entlassen. Auch der kanadische Mediziner Dr. Ari Joffe, Spezialist für Infektionskrankheiten an einem Kinderkrankenhaus im kanadischen Edmonton, forderte eine Kosten-Nutzen-Analyse, bevor *Lockdowns* beschlossen werden. Er stellte fest, dass der Schaden von *Lockdowns* zehnmal größer sei als deren Nutzen (→ Kollateralschäden).

Lock-Step (Gleichschritt): Dieser englische Begriff bedeutet soviel wie Gleichschritt, heißt also im übertragenen Sinne in gleicher Weise voranzuschreiten und mit militärischer Disziplin auf Herausforderungen zu reagieren.

Außerdem handelt es sich *bei Lock-Step* um eines von vier Szenarien, die von der →Rockefeller-Stiftung und dem *Global Business Netwo*rk im Jahr 2010 in einem Dokument mit dem Namen »Scenarios for the Future of Technology and International Development« (dt. Szenarien für die Zukunft der

Technik und der internationalen Entwicklung) präsentiert wurden. Das Papier war in einem Jahr Projektarbeit von einem großen internationalen Team angefertigt worden.

Die vier Szenarien von Krisenbewältigungen werden folgendermaßen betitelt:

- *Clever Together* (dt. schlau zusammen): eine Welt, in der angeblich hochgradig koordinierte und erfolgreiche Strategien zur Lösung sowohl dringender als auch tief verwurzelter weltweiter Probleme entstehen;
- *Hack Attack* (dt. Hackerangriff): eine wirtschaftlich instabile und schockanfällige Welt, in der Regierungen schwächer werden, Kriminelle gedeihen und gefährliche Innovationen entstehen;
- *Smart Scramble* (dt. pfiffiges Gedrängel): eine wirtschaftlich angeschlagene Welt, in der Einzelpersonen und Gemeinschaften örtlich begrenzte, provisorische Lösungen für eine wachsende Zahl von Problemen entwickeln;
- *Lock-Step* (dt. Gleichschritt): eine Welt mit strengerer Kontrolle durch die Regierung, Gesellschaftsstrukturierung von oben nach unten und verstärkt autoritäre Führung.

Dieses letzte Szenario *Lock-Step* wird von den Autoren nach dem sogenannten *Clever Together* als das attraktivste angesehen, wobei die Macht von der Politik auf Konzerne, NGOs und »Stiftungen« übergeht. Bis ins einzelne Detail wurden hier bereits Schritte durchgespielt und Leitlinien fürs Handeln festgelegt. In der Umsetzung erinnert es allerdings eher an eine Horrorvision mit Totalüberwachung und Kontrolle, wie im

M

dystopischen Klassiker »Schöne neue Welt« von Aldous Huxley. Im Verlauf der sogenannten Coronapandemie trat dann fast alles genauso ein, wie es im Szenario beschrieben worden war (→ Rockefeller-Stiftung).

Masken/Maskenzwang: Die → Weltgesundheitsorganisation (WHO) sah zunächst im Kampf gegen die Ausbreitung des → Coronavirus keinen Nutzen im Tragen von Mundschutz durch die Bevölkerung. Im Gegenteil, zu Beginn der → Pandemie wurde entschieden vor dem Tragen von sogenannten Masken gewarnt, da diese ein idealer Nährboden für Bakterien und Pilze seien. »Es gibt keinerlei Anzeichen dafür, dass damit etwas gewonnen wäre, wir raten daher vom Tragen eines Mundschutzes ab, wenn man selbst nicht krank ist«, betonte der WHO-Nothilfedirektor Michael Ryan. Auch Christian → Drosten von der Berliner Charité sagte zunächst, die Daten zum Maskentragen wären »gar nicht gut«.

Die Maskendebatte spaltete die Gesellschaft. Vor allem das Wohl von → Kindern wurde zum Schwerpunktthema, da diese in der Schule stundenlang die Maske tragen mussten.

Trotz der oben genannten Aussagen wurde der Maskenzwang bald in autoritär regierten Ländern eingeführt. In Europa hatte daraufhin zuerst Tschechien einen Mundschutzzwang in der Öffentlichkeit, kurz darauf Bulgarien. Im Laufe der Zeit wurde das Tragen von Masken auch in Frankreich und Spanien und dann fast in allen Ländern zur Pflicht. Deutschland solte außerordentlich lange daran festhalten. Der Maskenzwang eignete sich hervorragend, um eine vermeintliche Pandemie sichtbar zu machen, zudem gilt er vielen als offenes Zeichen für Disziplinierung und Unterdrückung.

Im April 2020 hatten sich die Positionen der linientreuen »Gesundheitsexperten« sowie die Empfehlungen der Politik auch in Deutschland radikal gedreht. Die Medien waren mit auf einer Linie, Kritiker wurden nicht mehr gehört und mundtot gemacht, obwohl das Infektionsgeschehen in Deutschland eigentlich keinen Grund für eine Einführung der Maskenpflicht bot. Doch das Maskentragen für alle hatte eine psychologische und politische Komponente und war Mittel der Einschüchterung und Unterwerfung für die einen, schützende Uniform und Symbol der Identifikation mit der Regierungspolitik für die anderen.

Allerdings gab es zunächst keine ausreichende Mengen an Masken und obwohl sich deutsche Politiker regelmäßig über das autoritäre China empört hatten, waren sie nun auf deren Importe angewiesen. Am 24. März 2020 berichtete die Nachrichtenillustrierte *Der Spiegel* von einer schweren Panne beim Einkauf von chinesischen Schutzmasken durch die Bundeswehr. In Kenia waren während einer Zwischenlandung aus unerklärlichen Gründen sechs Millionen bestellte Atemschutzmasken verloren gegangen. Dem Bund war durch den Verlust jedoch nach eigenen Angaben kein finanzieller Schaden entstanden, da die Bezahlung erst nach der Leistungserbringung erfolgen sollte.

Am 27. April 2020 erließ die Bundesrepublik Deutschland ebenfalls eine Mundschutzpflicht im öffentlichen Nahverkehr und überall beim Einkaufen. Die Meinungen darüber blieben durchgehend kontrovers.

Der Kinderarzt Eugen Janzen vertrat die Auffassung, Maskentragen führe vor allem bei Kindern zu erheblichen Beeinträchtigungen, da sie die Frischluftzufuhr reduziere. Wie gefährlich eine Maske für Kinder sei, hänge von der Größe der Lunge und der Größe des sogenannten Totraumvolumens ab. Der Totraum ist ein Begriff aus der Physiologie und beschreibt die Anteile der Atemwege, die nicht am Austausch von Sauerstoff und Kohlendioxid teilnehmen, sondern der Aufbereitung der frischen Atemluft dienen. Durch die Maske sei dieses Totraumvolumen künstlich vergrößert.

Je geringer das Lungenvolumen im Verhältnis zum Totraumvolumen der Maske, desto gefährlicher sei das Tragen, weshalb insbesondere Kinder aufgrund ihrer kleineren Lunge betroffen seien. Die Luft im Totraum hinter der Maske staue sich mit der ausgestoßenen kohlendioxidhaltigen Atemluft, verbleibe dort und würde wieder eingeatmet. Die hervorgerufene CO2-Erhöhung im Blut führe zu einer Erweiterung der Blutgefäße. Als Gegenreaktion werde vermehrt das Stresshormon Adrenalin ausgeschüttet, was die Gefäße wieder verenge. Janzen gab an, entsprechende Daten in einer Studie sammeln zu wollen.

Dass ein mehrstündiges Tragen von Masken, insbesondere für Kinder im Alter zwischen sechs und zehn Jahren, die die Masken sechs bis acht Stunden in der Schule tragen müssen, schädlich ist, sollte jedem rational denkenden Menschen klar sein. Es kommt zu Konzentrationsschwäche, Müdigkeit und Kopfschmerzen. Im Arbeitsschutz gibt es für das Tragen von Masken klar festgelegte Vorgaben in Bezug auf maximale Tragezeit und Ruhepausen. Diese Vorgaben wurden für Kinder in der Schule ignoriert, die Tragezeit überschritten und Ruhepausen ohne Maske nicht eingelegt. Schlicht: Ein Verbrechen an Kindern.

Janzen bat die Bundesregierung um die Ermöglichung einer Studie zum Maskentragen bei Kindern, die diese Nebenwirkungen in einer Testsituation, wie zum Beispiel in einer Schule, durch Messen von Adrenalin, Atemfrequenz und Atemtiefe überprüfen könnte. Auf seine Anfrage erhielt Janzen keine Reaktion. Stattdessen wurden zahlreiche geförderte Studien von Universitätskliniken, Gesundheitsinstituten und staatlich geförderten Gesellschaften durchführt, die die nun ausgerufene Risikominimierung und den wirksamen Schutz der Masken bestätigen sollten.

Der Arzt Gunter Frank verwies darauf, dass all diese Studien auf Einmalmasken basierten, nicht aber auf Masken, die, wie er äußerte, wochenlang in Hosen- und Jackentaschen, Schulranzen, Handschuhfächern oder sonstigen Behältnissen aufbewahrt und immer wieder verwendet wurden.

Eine Metastudie des renommierten privaten, US-amerikanischen *National Bureau of Economic Research* (dt. Nationale Einrichtung für wirtschaftliche Forschung), die am 3. September 2020 veröffentlicht wurde, belegte, dass das Tragen von Masken, ebenso wie ⇢ *Lockdowns* keinen Einfluss auf den Verlauf von Covid-19 hatten.

Der Bonner Virologe Hendrik ⇢ Streeck äußerte in einem Interview am 2. Oktober 2020, dass im Rahmen der Corona-Eindämmung Masken sinnvoll sein könnten, genau wie das

Abstandhalten (⇢*Social Distancing*), es würde aber entweder das eine oder das andere ausreichen.

Bundesärztepräsident Klaus Reinhardt riet derweil gänzlich vom Tragen der Maske ab. In der *ZDF*-Talkshow »Markus Lanz« vom 21. Oktober 2020 meinte er, dass Masken keinen Selbstschutz böten, wohl aber Mitmenschen vor Ansteckung bewahren könnten. Es gäbe jedoch keine wissenschaftliche Evidenz darüber, »dass die tatsächlich hilfreich sind«. Der Moderator Lanz erwiderte daraufhin, dies wäre kein Thema, welches noch zur Diskussion stünde und verwies auf eine an Hamstern durchgeführte Studie aus Hongkong vom April desselben Jahres. Der SPD-Politiker Karl Lauterbach *twitterte*, aus seiner Sicht wäre Reinhardts Stellungnahme »ein Rücktrittsgrund, wenn er das nicht sofort zurücknimmt«.

Eine Studie der Stiftung Warentest kam Ende 2021 zu dem Ergebnis, dass sämtliche der von ihnen geprüften, teils staatlich geforderten FFP2-Kindermasken ungeeignet oder gesundheitsschädlich waren.

Im Verlauf der »Pandemie« wurden die Masken zunehmend standardisiert und aufgerüstet. Reichte im Frühjahr 2020 noch ein symbolischer Schal, ein Tuch oder eine selbstgehäkelte Maske, die sogenannte Alltagsmaske (*Community*-Maske), vor Mund und Nase aus, um Bus, Bahn und Geschäfte nutzen zu können, wurde später eine OP-Maske oder noch spezieller die vom Bau herkommende FFP2-Staubmaske verlangt, um Zugang zum gesellschaftlichen Leben zu erhalten. Auch sogenannte Gesichtsvisiere wurden öffentlich getragen, wobei es sich um durchsichtige Plastikscheiben handelte, die um die Stirn geschnallt wurden.

Mit ärztlichen Attesten, beispielsweise wegen Asthma, war es im Sommer 2020 kurzzeitig möglich, der Verpflichtung zum Tragen einer Maske am Arbeitsplatz und in Geschäften zu entgehen. Jedoch stellten Arbeitgeber, private Sicherheitsfirmen, Behörden und die Polizei die Richtigkeit dieser Atteste zunehmend in Frage. Zehntausende juristische Verfahren wurden in den Jahren 2020 bis 2022 wegen angeblicher Fälschung von medizinischen Dokumenten eingeleitet. Gegen Ärzte, die medizinische Atteste für ihre Patienten ausgestellt hatten, wurden polizeiliche Ermittlungen eingeleitet sowie einschüchternde Haus- und Praxisdurchsuchungen durchgeführt. Es drohen Geld- und Gefängnisstrafen sowie der Entzug der Zulassung.

Medien: Die Rolle der Medien in der Coronakrise wird von vielen Beobachtern als entscheidend betrachtet. Während zuvor vornehmlich von privaten oder öffentlich-rechtlichen Medien gesprochen wurde, fanden nun Begriffe wie Leit-, System-, Konzern, Regierungs- und Staatsmedien allgemeine Verbreitung in der Bevölkerung. Die »Leit-« oder »Systemmedien« (die öffentlich-rechtlichen Sender sowie die Medienkonzerne) übernahmen seit dem ersten Quartal des Jahres 2020 weitgehend kritiklos das Pandemie- und Notstandsnarrativ der Bundesregierung. Kritik beschränkte sich in weiten Teilen darauf, dass die Regierung nicht hart genug gegen den Virus oder die Bevölkerung vorgehe. Die sogenannten → Alternativmedien, welche die Regierungspolitik kritisierten, gerieten zunehmend unter Druck, in Form von Kontensperrungen, Diffamierungen,

Verhaftungen oder Gerichtsprozessen. Zugleich erfuhren diese kritischen Medien während der Krise starken Zulauf.

Die regierungstragende Berichterstattung gilt für *ARD*, *ZDF* und regionale Sender gleichermaßen. Diese Medien speisen sich aus den internationalen Nachrichtenagenturen und bestimmen die öffentliche Meinung. Auch *CNN, BBC, Al Jazeera, Spiegel* – nirgends gibt es eine kritische Berichterstattung im Hinblick auf die angebliche Pandemie.

Eine Studie der Universität Passau über die Coronaberichterstattung von *ARD* und *ZDF* mit dem Titel »Die Verengung der Welt« zeigte, wie verzerrte Weltbilder aufgebaut wurden.

Anfang 2022 wurde ein Video von Marc Walder, Chef des großen Medienkonzerns Ringier veröffentlicht, indem dieser bekannte, dass er seine Redaktionen instruiert habe, den Regierungskurs zu stützen. Auch aus dem Bertelsmann-Konzern kam die Information von Journalisten, dass sie durch die Firmenleitung eingenordet werden sollten. Dutzende Journalisten verabschiedeten sich aus ihren Betrieben, da sie dort nicht objektiv über die »Pandemie« und deren Akteure berichten durften.

Menschenrechte: Als das Ursprungsland der Menschenrechte gilt das antike Persien. 539 vor Christus eroberten die Armeen von Kyros dem Großen, dem ersten König von Altpersien, die Stadt Babylon. Er befreite die dortigen Sklaven und erklärte die Gleichheit und Religionsfreiheit aller Menschen. Alle Erlasse wurden auf einem gebrannten Tonzylinder, dem Kyros-Zylinder, aufgezeichnet, welcher als weltweit erste

Menschenrechtserklärung durch die ⇢ Vereinten Nationen (UNO) anerkannt ist.

Eine der ersten niedergeschriebenen Forderungen nach Menschenrechten in Europa bilden die Zwölf Artikel von 1525, welche von aufständischen Bauern aufgestellt wurden. Im Gegensatz zur Magna Charta von 1215, in der es vor allem um die Rechte der Adligen gegenüber dem König ging, forderten diese Artikel Rechte gerade auch für die Armen.

Die Idee der Menschenrechte und deren staatliche Umsetzung wurde in der Aufklärung besonders von den Philosophen Thomas Hobbes, John Locke, Jean-Jacques Rousseau und Immanuel Kant geprägt.

In verschiedenen Vertragswerken wurden seither Menschenrechte in den Verfassungen der Staaten verankert: 1689 brachte die *Bill of Rights* in Großbritannien unter anderem das Petitionsrecht und das Verbot von Verhaftungen ohne richterliche Anordnung. 1776 erklärte die *Virginia Bill of Rights* in den USA, dass alle Menschen von Natur aus gleich und frei und ihr Leben sowie Eigentum unverletzlich sind. Die *Bill of Rights* der USA, welche die ersten zehn Zusätze zur US-amerikanischen Verfassung darstellen und die 1789 beschlossen und 1791 ratifiziert wurden, stellten die erste einklagbare und somit durchsetzbare Grundrechteordnung dar.

1789 wurden in der revolutionären, französischen *Erklärung der Menschen- und Bürgerrechte* die Freiheit, die Gleichheit, die Meinungs-, Glaubens- und Gedankenfreiheit festgelegt sowie das Eigentum garantiert. Die deutsche Frankfurter Nationalversammlung erließ am 21. Dezember 1848 die *Grundrechte des deutschen Volks* als Reichsgesetz. Sie wurden in der Paulskirche erneut ausgerufen. Im Dezember 1948 verabschiedete die UN-Vollversammlung die *Allgemeine Erklärung der Menschenrechte*, auch UN-Menschenrechtscharta genannt. Viele Staaten unterschrieben diese internationalen Vereinbarungen und nahmen sie in ihre Verfassungen auf.

Mitigation (dt. Milderung): Strategie zur Minderung von Folgen einer Pandemie. Konnten die ersten Fälle einer Seuche nicht isoliert werden und nimmt die Ausbreitung der Krankheit in der Bevölkerung zu, zielen die eingesetzten Schutzmaßnamen der Mitigation auf die Verlangsamung der Ausbreitungsgeschwindigkeit, um Folgen wie den Zusammenbruch des Gesundheitssystems zu verhindern. Neben ⇢ *Containment* (Eindämmung der Ausbreitung) und ⇢ *Protection* (Schutz gefährdeter Gruppen) bezeichnet *Mitigation* eine der drei Phasen des ⇢ Nationalen Pandemieplans für Deutschland.

Mittelstand: Unter dem Mittelstand versteht man die Gesamtheit der Unternehmen aller Branchen einschließlich des Handwerks und der freien Berufe, die eine bestimmte Größe nicht überschreiten, die in Familienbesitz sind oder bei denen noch mindestens einer der Gründer in der Firma tätig ist.

Der Mittelstand ist in Deutschland prägend. Seit einigen Jahren gibt es zunehmend auch sogenannte Solo-Selbstständige. Hierbei handelt es sich um Existenzgründungen, die nicht darauf angelegt sind, mit der Zeit zu einem kleinen, mittleren oder großen Unternehmen heranzuwachsen. Stattdessen agieren diese Unternehmer dauerhaft als Einzelpersonen.

Ein großer Teil der mittelständischen Unternehmen mussten wegen der Coronamaßnahmen den Betrieb einstellen. Dafür versprach die Bundesregierung Gelder, welche sie jedoch spät oder gar nicht auszahlte. Viele mittelständische Unternehmen mussten Insolvenz anmelden. Durch die Unterbrechung der Lieferketten durch die Coronamaßnahmen mussten außerdem hohe Preissteigerungen in Kauf genommen werden. Die Inflationsrate stieg während der Pandemie und mit dem Ukraine-Krieg in Deutschland auf Rekordniveau. Große Konzerne wie die Lufthansa erhielten Milliardenzuschüsse, während kleine und mittlere Betriebe bankrott gingen. Die erzwungene Digitalisierung förderte außerdem ein Anwachsen der Technologiemonopolisten auf Kosten der lokalen und nationalen Realwirtschaft.

Mit dem Mittelstand verschwinden auch deren Unternehmer, welche lokal begrenzt über einen gewissen politischen Einfluss und Macht verfügen und Regionen prägen können. An deren Stelle treten Großkonzerne. Kritiker sprechen von einer geplanten wirtschaftlichen und antidemokratischen Flurbereinigung *(⇢ Great Reset)*.

Modellierungen: In der Epidemiologie ist es üblich, mathematische Modellierungen zum Zwecke der Vorhersage des Krankheitsgeschehens aufzustellen. Neil ⇢ Ferguson und sein Kreis waren für die Modellierungen am Imperial College London zuständig, die für die Politik wegweisend wurden. Ferguson sagte 2020 ein exponentielles Wachstum der Infiziertenzahlen voraus und schätzte die Zahl möglicher Todesfälle durch den neuen → Coronavirus allein für die USA auf 2,2 Millionen. Seine Schätzungen waren falsch. Auch Modellrechnungen für Deutschland, in denen es hieß, es seien Millionen Intensivpatienten und Hunderttausende Tote zu befürchten, haben sich zu keinem Zeitpunkt bewahrheitet.

Mortalität: Todesfälle im Verhältnis zur Gesamtbevölkerung innerhalb eines bestimmten Zeitraums.

mRNA: Das »m« steht für *messenger* (dt. Bote) und »RNA« für *ribonucleic acid* (dt. Ribonukleinsäure, RNS). Es handelt sich um eine einsträngige Ribonukleinsäure. Im Gegensatz dazu ist die DNS doppelsträngig. Die Mechanismen der Boten-RNS wurden zuerst von Jacques Monod und François Jacob theoretisch entwickelt und deren Existenz 1961 von Jacob, Sydney Brenner und Matthew Meselson am Kalifornischen Institut für Technik entdeckt, wodurch die vorherigen hypothetischen Forschungsergebnisse bestätigt wurden.

Bei mRNA-Impfungen werden nicht wie sonst Antigene injiziert, sondern nur die genetische Information des Virus. Mit dieser Botschaft werden dann im Blutplasma Antikörper gegen den Virus produziert. Es ist ein vollkommen neues Impfverfahren, welches erstmals mit Corona zur Anwendung kam (→ Impfungen).

Mund-Nasenschutz: Auch einfach als → Maske, Gesichtslappen, Gesichtskondom oder als Maulkorb bezeichnet.

Mutationen: Als Mutation wird in der Biologie eine natürlich oder künstlich verursachte dauerhafte Veränderung der genetischen Information in einer Zelle bezeichnet. Der Begriff wurde um 1901 von Hugo de Vries eingeführt. Erbgut ist nichts Statisches, bei jeder Zellteilung verändert es sich. Mutationen sind die Triebfedern der Evolution und Auslöser für die Unterschiede zwischen einzelnen Organismen.

Es gibt verschiedene Mutationsformen. Am häufigsten ist die Genmutation, bei der Gene verändert werden. Daneben gibt es die Chromosomenmutation, hierbei wird die größere und übergeordnete Chromosomenstruktur verändert. Bei der Genommutation schließlich wird die Chromosomenzahl verändert. Die Faktoren, die eine Mutation auslösen, nennt man Mutagene. Hierzu zählen Strahlung, hohe Temperaturen, gewisse chemische Stoffe aber auch Viren und spezielle Bakterien.

In der Pflanzenzucht ist es seit Mitte des 20. Jahrhunderts weit verbreitet, künstlich ungerichtete, zufällige Veränderungen im Erbgut auszulösen. Dies nennt man konventionelle Mutagenese. Für diese kann man bestimmte Chemikalien einsetzen, aber auch ionisierende Strahlen. Seit den 60er-Jahren wird Mutationszüchtung verstärkt betrieben. Einige neue Getreidesorten, Obst, Gemüse und Hülsenfrüchte sind durch künstlich erzeugte Mutationen entstanden. Ausgangslinien der heute sehr beliebten rosafarbenen Grapefruit-Sorten Star Ruby und Ruby Red entstanden vor Jahrzehnten durch Strahlenbeschuss.

Die zielgerichtete Veränderung von DNS, einschließlich des Erbguts von Pflanzen, Tieren und Menschen wird als *Genome*

Editing (dt. Genombearbeitung) bezeichnet. Die dabei verwendete CRISPR/Cas-Methode, mit der Gene gezielt entfernt, eingesetzt oder ausgeschaltet werden, eröffnete Pflanzenzüchtern die Möglichkeit, Sorten von Nutzpflanzen auf eine leichtere, effizientere und flexiblere Art zu verändern. Auch in der Tierzucht kommt dieses Verfahren zum Einsatz, mit dem das Geschlecht der Tiere beeinflusst werden kann.

Auch ⇢ Viren mutieren. Sie zählen zwar nicht zu den Lebewesen, man kann sie aber als »dem Leben nahe stehend« betrachten. Sie sind Träger genetischer Informationen und können sich in der Zelle eines Lebewesens vermehren. Dabei kann es zu Mutationen kommen. Der Coronavirus ⇢ Sars-Cov-2 mutiert etwa ein- bis zweimal pro Monat, womit er rund zwei- bis viermal langsamer mutiert als Influenzaviren. Zunächst unterschied man den L-Typ nach der Aminosäure Leucin und den S-Typ nach der Aminosäure Serin, was Anlass zur Vermutung gab, der Virus könne sich in zwei unterschiedlich infektiöse Zweige aufgeteilt haben. Einer anderen Studie zufolge wurden drei Stämme ausgemacht, denen man Buchstaben des Alphabets gab. Stamm A ist dem Fledermausvirus BatCoV/RaTG13 am ähnlichsten und scheint sich von Wuhan aus weltweit verbreitet zu haben. In Festlandchina selbst war aber der Stamm B vorherrschend, der auch in Ostasien verbreitet war. Stamm C war der vorherrschende Typ in Europa. Dass der Virus sich von China aus über die Welt verbreitet habe, wurde von der dortigen chinesischen Regierung negiert.

Sars-Cov-2 mutierte angeblich auf dem Weg von China nach Italien. Von dort aus soll er sich über die ganze Welt verbreitet haben. Auch auf dem Weg nach Deutschland, Frankreich und Spanien sowie in die USA mutierte er mehrfach. Mit Mutationen wurde vonseiten der Behörden immer wieder aufs Neue die Gefährlichkeit des Virus begründet.

Die sogenannte Alphamutation fand vorgeblich in England statt und wurde VOC-202012/01 (VOC für *variant of concern*, dt. besorgniserregende Variante), auch 20I/501Y.V1 oder B.1.1.7 genannt. Auf die angeblich hohe Gefährlichkeit dieser neuen Virusvariante wies der Virologe Jeremy ⇢ Farrar (Personenverzeichnis) hin. Nachdem Premierminister Boris Johnson diese Sensationsmeldung im Herbst 2020 im Parlament verkündete, wurde Großbritannien gänzlich abgesperrt. Laut Wolfgang ⇢ Wodarg (Personenverzeichnis) war die neue Mutation nicht etwa aufgrund einer höheren Krankheitsrate aufgefallen, sondern weil der PCR-Test sie besonders gut feststellen konnte.

Ab dem 1. Juni 2021 versah die WHO Corona-Mutationen mit griechischen Buchstaben; nach eigenen Angaben um eine Stigmatisierung von Ländern zu vermeiden. Die englische Mutation wird seither als Alphavariante bezeichnet. Diese Mutante galt als ansteckender als der zuvor vorherrschende Wildtyp des Virus. In Indien wurde mit B.1.617 eine Kombination der Mutation von B.1.351 mit der von B.1.1.7 (der »britischen« Alphavariante) entdeckt. Diese sogenannte »Doppelmutante« wurde Mitte April 2021 für 60 Prozent der Neuinfektionen im indischen Bundesstaat Maharashtra verantwortlich gemacht. Mit B.1.617.1 (Kappa), B.1.617.2 (Delta) und B.1.617.3 enstand weiters eine Vielzahl an Subvarianten mit klingenden Namen.

In Großbritannien wurde die sogenannte Deltavariante erstmals am 22. Februar 2021 nachgewiesen und in Deutschland das erste Mal im März 2021. Im Nachgang wurde vor allem die Verbreitung dieses Virustyps skandalisiert. In Deutschland bezifferte das RKI am 23. Juni 2021 den Anteil der Deltavariante auf 15,1 Prozent. Im Zeitraum 14. bis 20. Juni waren es rund 37 Prozent und Anfang Juli 2021 über 50 Prozent. In der Meldewoche 28 (12. bis 18. Juli 2021) hatte sie über 87 Prozent erreicht. Die Deltavariante des Coronavirus wurde im Vergleich zum Wildtyp als ansteckender und gefährlicher dargestellt. Sowohl der Impfstoffhersteller BioNtech als auch sein amerikanischer Partner Pfizer arbeiteten an einer speziellen Auffrisch-Impfung gegen diese Mutation.

Die sogenannte Omikronvariante wurde im November 2021 als besonders gefährlich deklariert, obwohl sich deren Entdeckerin, die südafrikanische Ärztin Dr. Angelique Coetzee, über die unangemessene Reaktion auf die Variante in Europa überrascht zeigte. Ihrer Meinung nach seien die extremen Maßnahmen in Europa nicht gerechtfertigt. In Afrika hätte es keine einzige Krankenhauseinweisung gegeben. Der Gesundheitsminister Joe Phaala aus Südafrika, von wo diese Variante stammen sollte, wies westliche Panikberichterstattung ebenfalls zurück. Dennoch wurden in Deutschland mit dieser Variante neue Maßnahmen beschlossen. Laut BioNtech-Chef Uğur Şahin sollte für Omikron ein neuer Impfstoff mit drei zusätzlichen Impfungen notwendig sein.

Die GISAID *(Global Initiative on Sharing All Influenza Data,* dt. Globale Initiative zur Bereitstellung sämtlicher Daten zur

N

Grippe), eine weltweite Wissenschaftsinitiative, verzeichnete 4.000 mutierte Varianten vom ursprünglichen Wuhan-Virus und visualisiert diese in Schaubildern. Es stellt sich die Frage, warum immer wieder aufs Neue Angst vor neuen Mutationen geschürt wurde.

Viren mutieren ständig und es ist anzunehmen, dass der ursprüngliche Wuhan-Virus längst wieder verschwunden ist. Ob eine Mutation uns kränker macht als eine andere, liegt meist weniger am Virus, sondern an dem Immunsystem, auf das die Virusvariante trifft. Wenn man mit dem Coronavirus in Kontakt kam und damit eine sogenannte Kreuzimmunität besitzt, wird es eine neue Mutante schwer haben, uns krank zu machen.

Untersuchungen am Sars-Cov-2-Virus kamen zu dem Schluss, dass dieser wohl nicht natürlich aus Mutationen entstanden sei, sondern mithilfe von im Westen verbotenen → *Gain of Function*-Experimenten (Verstärkung der Wirkung) in einem Labor bei Wuhan hergestellt wurde.

Narrativ: Bezeichnet eine Erzählung oder ein Erzählmuster und kann Inhalt der Meinungsäußerung einer Gruppe oder Einzelperson sein. Charakteristisch für ein Narrativ ist weniger dessen Wahrheitsgehalt als ein gemeinsam geteiltes Bild mit starker Strahlkraft. Narrative appellieren an eine Gemeinschaft und können eine bestimmte Denkrichtung vorgeben.

In der Coronakrise spielte ein solches Narrativ eine wichtige Rolle. Es lautete, ein vollkommen neuartiger → Virus würde über die Menschheit kommen und eine sehr schwere, nie dagewesene ⇢ Pandemie auslösen. Wir müssten mit 30 Millionen Toten rechnen. Vor einer solchen Katastrophe warnte zum Beispiel Bill ⇢ Gates (Personenverzeichnis) in seinen Vorträgen. Anscheinend besteht ein Interesse daran, solche Narrative oder Lügen aufrechtzuerhalten, um dementsprechend Politik machen zu können.

Nationaler Pandemieplan für Deutschland: Sammlung von Handlungsanweisungen für das Eintreten einer ⇢ Pandemie in Deutschland. Der Plan wurde erstmals im Jahr 2005 veröffentlicht und besteht aus zwei Teilen: In Teil eins werden vor allem die Maßnahmen zum Schutz der Bevölkerung und die hierfür zuständigen Institutionen benannt, Teil zwei enthält die wissenschaftlichen Grundlagen. Dem Erstellen von nationalen Pandemieplänen ging im April 1999 ein Leitfaden der ⇢ Weltgesundheitsorganisation (WHO) voraus, der »Influenza Pandemie-Plan«. Im Rahmen der Ausbreitung von ⇢ Sars-Cov-2 wurde vom Robert-Koch-Institut (RKI) eine Ergänzung zum Nationalen Pandemieplan herausgegeben. Sie beinhaltet die drei Phasen ⇢ *Containment*, ⇢ *Protection* und ⇢ *Mitigation* (Eindämmung der Ausbreitung, Schutz gefährdeter Gruppen, Milderung der Folgen). Der Übergang zwischen den drei Phasen ist fließend, eine strikte Trennung ist nicht möglich.

Nebenwirkungen der Impfungen: Zu unterscheiden sind Impfreaktionen, die sich unmittelbar nach der Impfung einstellen und Nebenwirkungen, die erst sehr viel später auftreten können. Zu unmittelbaren Impfreaktionen zählen Beschwerden wie Schmerzen an der Einstichstelle sowie Kopfschmerzen, Übelkeit oder Fieber. Selten kommt es zu einem allergischen

Schock, der Anaphylaxie, die lebensbedrohlich sein kann. Bei vielen Geimpften stellen sich ein paar Tage nach der Injektion weitere nachteilige Begleiterscheinungen ein. Sie klagen über Dauerherzrasen, Kribbelempfindungen in den Gliedmaßen, Fingern und Zehenspitzen, über Zuckungen, Zittern, Sehstörungen oder Lähmungserscheinungen. Andere bekommen Ausschlag oder Gürtelrose. Bei manchen führt die Impfung zum kompletten Kontrollverlust über den Körper oder zu Thrombosen, die zu tödlichen Herz-und Hirninfarkten führen können.

Es gab viele Studien, in denen über diese Nebenwirkungen berichtet wurde. Sie hatten jedoch keinen Einfluss auf die weltweite Impfkampagne. In sogenannten »Rote Hand Briefen«, den Informationsschreiben der Pharma-Unternehmen, sowie den Impfunterlagen, die jedem potentiellen Impfling vorweg zukommen (sollen), werden diese Reaktionen aufgeführt. Ärzte bekamen jedoch von den Ärztekammern die Anweisung, die Spritzen als ungefährlich einzustufen. Klärten sie über mögliche Risiken auf, mussten sie mit Konsequenzen durch die Ärztekammer bis hin zum Berufsverbot rechnen. Das gilt auch heute noch. Auch daher wollen Ärzte Impfnebenwirkungen in der Regel nicht bestätigen und registrieren. Ministerien gehen auf die unbestrittenen Impfschäden nicht ein, die eine Impfung haben kann. Kritische Stimmen kamen im öffentlichen Diskurs nahezu nicht vor.

Anfang 2022 ist ein großer Teil der Bevölkerung ein oder mehrmals geimpft. Es liegen mittlerweile Ergebnisse vor, die wir zu Anfang der Impfkampagne nicht hatten. Viele Geimpfte klagten über unerwünschte Impfreaktionen. Noch nie wurden den

Behörden so viele Nebenwirkungen und Schäden gemeldet wie bei den Covid-Impfungen. Laut Datenanalyse der Seite *impfnebenwirkungen.net* gibt es in Europa mehr als eine Millionen Menschen, deren Impfnebenwirkungen in der Datenbank der Europäischen Arzneimittelagentur (EMA) erfasst wurde, darunter rund 540.000 schwere Nebenwirkungen und 25.000 gemeldete Todesfälle (Stand 4. Juni 2022). An die Internetseite *impfopfer.info* wurden monatlich 2.000 bis 4.000 Berichte zu ⇢ Impfschäden überliefert.

Im Sicherheitsbericht des Paul-Ehrlich-Instituts (PEI) vom 23. Dezember 2021, ein Jahr nach Beginn der Impfkampage, wurden für die Bundesrepublik Deutschland 1.919 Todesfälle im zeitlichen Zusammenhang mit Impfungen verzeichnet, jedoch ist davon auszugehen, dass die Dunkelziffer weit höher lag. In den Berichten der EMA werden auch die einzelnen Nebenwirkungen und ⇢ Impfschäden aufgelistet. In den USA gibt es mit dem *Vaccine Adverse Event Reporting System* (VAERS) ein Meldesystem, das Verdachtsfälle auf Impfnebenwirkungen registriert, von denen allerdings nur schwerwiegende ⇢ Impfschäden überprüft werden, wenn eine Prüfung denn überhaupt staattfindet.

Neue Normalität *(New Normal):* Im Zuge der Covid-19-⇢ Pandemie wurde der Ausdruck »Neue Normalität« im Frühjahr 2020 zu einem politischen Schlagwort. Er bezog sich auf die veränderten Lebensbedingungen, die sich in Abstandsregeln, dem Tragen von ⇢ Masken, *Homeoffice*, Ausgangssperren, der Ellenbogenkultur, dem Verbot von Feiern und Veranstaltungen, Demonstrationsverboten und der ⇢ Zensur zeigten. Keiner kann zu 100 Prozent sicher sein, dass wir in den kommenden Jahren Erleichterungen von den Maßnahmen erleben. Es ist anzunehmen, dass wir jeweils im Herbst vor erneuten »Wellen« stehen, solange kein Erkenntnisinteresse über das wahre »Pandemie«-Geschehen besteht und weiterhin ein nicht validierter PCR-Test als Grundlage der Ermittlung des Infektionsgeschehen genommen wird, um auch noch die x-te, noch so ungefährliche Variante zu detektieren. Die »Neue Normalität« scheint im Interesse vieler Regierungen dieser Welt zu sein.

Notstand: Der Notstand wurde aufgrund einer ⇢Epidemischen Lage nationaler Tragweite ausgerufen. Skeptiker der Regierungsmaßnahmen sehen dies äußerst kritisch. Die Sterbezahlen unterschieden sich 2020 nicht signifikant von jenen in den vorherigen Jahren. Erst im Jahr 2021 war seit Beginn der Impfkampagne und dem Fortbestand der Coronamaßnahmen eine Übersterblichkeit festzustellen. Ob die rigiden Maßnahmen irgendeine positive Wirkung erzielten, ist nie systematisch erforscht worden. Alles deutet darauf hin, dass die saisonalen Grippewellen als Coronawellen fortgeführt wurden. Aufgrund eines ausgerufenen Notstands, ist es den Regierungen allerdings möglich, Gesetze zu erlassen und ⇢Grundrechte einzuschränken, um das Volk besser kontrollieren zu können.

In Wuhan gab es zur Zeit des Ausbruchs der Coronakrise mit offiziell circa 10.000 Infizierten und 213 Toten angesichts einer Bevölkerungszahl von 50 Millionen allein in der Provinz Hubei eigentlich kein auffälliges Sterbegeschehen. Welcher Test zur Diagnostik benutzt wurde, ist unbekannt. Bereits zu diesem Zeitpunkt rief die WHO den »internationalen Notstand« aus (→ Ausnahmezustand).

Notstandsgesetze: Die Notstandsgesetze der BRD stammen aus den 1960er-Jahren und basieren auf einigen Grundgesetzänderungen. Sie sollten im Falle von Naturkatastrophen, Aufständen oder Krieg eine Notstandsverfassung in Kraft treten lassen, welche die Handlungsfähigkeit des Staates zum Ziel setzte. Der Verabschiedung der Notstandsgesetze gingen heftige innenpolitische Debatten voraus, die auch zur Gründung der Außerparlamentarischen Opposition (APO) beitrugen.

Die Kritiker der Notstandsgesetze beriefen sich auf die katastrophalen Auswirkungen der Notverordnungen der Weimarer Republik, insbesondere des Artikels 48, der im Falle eines Notstandes dem Reichspräsidenten weitreichende Vollmachten übertrug. Dies führte am Ende zur Ernennung Adolf Hitlers zum Reichskanzler. Nach dem inszenierten Reichstagsbrand führten die Nationalsozialisten im März 1933 mit der »Notverordnung zum Schutze von Volk und Staat« den permanenten Ausnahmezustand ein. Dieser ermöglichte der NS-Regierung, ohne Zustimmung von Reichstag und Reichsrat sowie ohne Gegenzeichnung durch den Reichspräsidenten Gesetze zu erlassen. Damit hatte die Republik aufgehört zu exisitieren.

Diese Frage, wie stark Regierungen durchgreifen dürfen, ist in der Coronakrise wieder aktuell geworden. Mit der Einführung des neuen → Infektionsschutzgesetzes wurde durch die Hintertür eine Notstandsverordnung eingeführt, die der Regierung weitreichende Machtbefugnisse einräumte und die Legislative entmachtete. Insbesondere die 3. Änderung des ⇢Infektionsschutzgesetzes vom 18. November 2020 wurde mit dem Ermächtigungsgesetz von 1933 verglichen. Genau wie damals wurden demokratische Institutionen kaltgestellt. Die Gewaltenteilung, Grundlage jedes Rechtsstaats, wurde aufgehoben. Insbesondere das Bundesgesundheitsministerium erhielt Sonderbefugnisse, um Rechtsverordnungen zu erlassen. Gegen Demonstranten, die gegen die Verabschiedung dieser Gesetzesänderung vor dem Bundestag protestierten, wurden Wasserwerfer eingesetzt. Nun konnten Bund und Länder das öffentliche Leben erneut weitgehend herunterfahren, »um den Coronavirus zu bekämpfen«.

Öffentlich-private Partnerschaft (ÖPP)/Public-private Partnership (PPP): Eine vertragliche Zusammenarbeit zwischen der öffentlichen Hand beziehungsweise einer staatlichen Institution und einem privatem Unternehmer oder einem Konzern. Öffentliche Aufträge werden zur Realisierung einer Leistung an einen privaten Partner vergeben. Während dieser die Finanzierung ganz oder teilweise selbst übernimmt, bleibt die Verantwortung und Zuständigkeit dabei in der Hand des öffentlichen Auftraggebers. Private Investoren finanzieren, bauen und betreiben heute Autobahnen, Brücken, Schulen, Krankenhäuser, Gefängnisse und vieles mehr. Der Staat mietet diese Objekte vom Investor zurück.

Die öffentlich-private Partnerschaften entstanden in den 1990er-Jahren ausgehend von Großbritannien unter Tony Blair, vorangetrieben durch die Finanzakteure der Londoner *City*. PPPs verbreiteten sich in der öffentlichen Infrastruktur

0

seither weltweit. Deutschland übernahm das System unter SPD-Bundeskanzler Gerhard Schröder. Die öffentliche Hand suchte infolge der zunehmenden Staatsverschuldung und der damit verbundenen knappen finanziellen Ressourcen nach neuen Finanzierungsmöglichkeiten.

PPPs sind im Rahmen einer groß angelegten neoliberalen Privatisierungspolitik zu betrachten, die ihren Ausgang bereits in den 1980er-Jahren hatte und von transatlantischen Bündnissen sowie der EU unterstützt wurde. Es handelt sich um eine Form der Teilprivatisierung. Häufig geht es um bestimmte Großprojekte. Erste Beispiele waren die Gründung des Eurotunnel-Projekts zwischen der großbritannischen Insel und dem europäischen Festland sowie die Londoner U-Bahn. Mittlerweile gibt es heftige Kritik an dem Modell der öffentlich-privaten Partnerschaften. Während die Politik am Gemeinwohl orientiert sein sollte, ist das Ziel eines Unternehmens hingegen die Gewinnmaximierung. Je nach Projekt gibt es verschiedene PPP-Modelle. In jedem Fall aber holt sich der Investor seine Investitionssumme und Rendite vom Staat zurück, gestreckt über die gesamte Laufzeit.

Dadurch, dass der Staat »nur« eine monatliche Miete zahlt, fällt völlig überteuerte Bezahlung nicht so sehr auf. Bei den PPPs verdienen neben den Konzernen zudem die Banken, die für diese vergünstigte Kredite zur Verfügung stellen. Die Investoren leihen sich das Geld somit bei den Banken und verkaufen die Forderungen der Banken an den Staat. Dies nennt sich *Forfaitierung*. Auch unzählige Beraterfirmen verdienen an den PPPs gutes Geld.

Immer wieder sind PPP-Großprojekte gescheitert oder konnten erst nach Jahren abgeschlossen werden. So kam es häufig vor, dass der Investor bereits in den ersten Jahren in die Insolvenz ging, die öffentliche Hand die Verpflichtungen des Investors übernehmen und mit Verlust neu beginnen musste. Immer wieder explodierten die Kosten während der Projektumsetzung ins Unermessliche oder die Bauzeit überstieg ein Vielfaches die geplante Zeit. Kritisiert werden die Geheimhaltung der Verträge, die fehlende parlamentarische Kontrolle und die Anfälligkeit für Korruption und mangelnde Wirtschaftlichkeit. Gemeinsam mit der öffentlichen Hand haben die Großinvestoren und Konzerne ein intransparentes System geschaffen – zulasten von Mittelstand, Angestellten, Arbeitern und Steuerzahlern.

Weitere Beispiele für PPPs sind der Warnow-Tunnel, die Hamburger Elbphilharmonie, der Neue Justizpalast in Paris und die *Skye Bridge* in Schottland. Es gibt zahlreiche Beispiele, die erkennen lassen, warum diese Privatisierungen unheilvolle Entwicklungen anstoßen, dennoch ist der damit einhergehende Neoliberalismus die vorherrschende Wirtschaftsweise, an der Politiker zwanghaft festhalten.

Die PPP Deutschland AG spielt eine wichtige Rolle bei der Förderung von öffentlich-privaten Partnerschaften. Dem Lobbyismus werden Tür und Tor geöffnet.

Das Konzept der PPP ist für die beteiligten Personen so erfolgreich, dass es sich auch auf internationaler Ebene, vor allem in Entwicklungsländern, durchsetzte. Die Weltbank und das Weltwirtschaftsforum (WEF, → World Economic Forum) unterstützen solche Projekte. PPPs sind ein lukratives Geschäftsmodell. Auch diverse WHO-Projekte werden als PPPs ausgestaltet. Zunächst werden sie von Investoren und aus Stiftungsgeldern finanziert. Im Falle der Ausrufung von ⇢ Pandemien zahlt der Staat selbstverständlich drauf.

Während der Epidemien und der Krankheitsausbrüche der vergangenen Jahre wurden PPPs im Gesundheitssektor eingeführt. Die ⇢GAVI (Globale Allianz für Impfstoffe und Immunisierung) wurde als eine solche am 29. Januar 2000 auf dem Jahrestreffen des ⇢ Weltwirtschaftsforums (WEF) in Davos gegründet, einer ihrer Hauptsponsoren ist Bill ⇢ Gates (Personenverzeichnis). Im Jahr 2002 wurde der *Global Fund* zur Bekämpfung von AIDS, Tuberkulose und Malaria gegründet. *Unitaid* ist eine internationale Einrichtung zum Erwerb von Medikamenten gegen HIV/AIDS, Malaria und Tuberkulose und wurde 2006 gegründet. Auch im Kampf gegen Ebola haben sich PPPs durchgesetzt. Die öffentlich-private Initiative für Impfstoffentwicklung ⇢ CEPI (Abkürzung für Koalition für Innovationen in der Epidemievorbeugung) wurde auf dem Jahrestreffen 2017 des WEFs in Davos ins Leben gerufen. Einer der Hauptsponsoren war wie schon bei der GAVI Bill Gates.

In Folge der Ausrufung der weltweiten Coronaseuche durch die ⇢ Weltgesundheitsorganisation entstanden weitere PPPs. So wurde am 17. April 2020 das öffentlich-private Projekt ACTIV durch die Nationalen Gesundheitsbehörden (NIH) in den USA gestartet. Es vereint nach eigenen Angaben Regierungsstellen mit Pharmaunternehmen, um Impfstoffe, Behandlungen und Diagnostika zu entwickeln.

Neben der GAVI und der CEPI wurde im April 2020 von der WHO, der Europäischen Kommission und Frankreich als weitere öffentlich-private Impfunternehmung die COVAX (*Covid-19 Vaccines Global Access,* dt. etwa Globaler Zugang für Covid-19-Impfstoffe) ins Leben gerufen, um die weltweiten Impfstoffentwicklungen und -absätze zu koordinieren und insbesondere die Menschen der Entwicklungsländer mit Impfstoffen zu beliefern. Die EU leistete eine Anschubfinanzierung für COVAX mit 500 Millionen Euro Steuergeldern. Inzwischen sind weltweit 184 Länder an COVAX beteiligt.

Als internationale Kampagne wurde der *ACT-Accelerator (The Access to Covid-19 Tools-Accelerator,* dt. Beschleuniger des Zugangs zu Covid-19-Werkzeugen) am 24. April 2020 von der WHO gegründet. Dessen »Werkzeuge« bestehen aus Impfstoffen, Behandlung und Tests. Die Bundesrepublik beteiligt sich mit 675 Millionen Euro an dieser Kampagne.

Während im Rahmen der Impfstoffentwicklung und -verteilung CEPI und GAVI federführend waren, sollte bei anderen Behandlungsmethoden ein Gemeinschaftsprojekt der ⇢ Bill-und-Melinda-Gates-Stiftung und des ⇢ Wellcome Trust mit Unitaid zusammenarbeiten. Im Bereich der Tests wurden die Stiftung FIND (*Foundation for Innovative New Diagnostics*, dt. Stiftung für innovative neue Diagnose-Techniken) und der Global Fund miteinander verbunden.

Aufgrund des Aufruhrs der Coronapandemie konnte die Privatwirtschaft eng mit Regierungen zusammenarbeiten. Die EU-Kommission startete am 4. Mai 2020 unter Leitung von

Ursula von der Leyen in Zusammenarbeit mit der Bill-und-Melinda-Gates-Stiftung eine Geberkonferenz unter dem Namen »Weltweite Corona-Krisenreaktion«, an der 40 Staaten und private Organisationen teilnahmen. Von der Leyen verkündete stolz, sie wäre erfreut, mitteilen zu können, dass »der Ball nun rolle« und huldigte dem Technologiemilliardär Bill Gates mit den Worten: »Danke Bill, für Deine Führung und Leidenschaft.« Die Europäische Kommission mobilisierte eine Milliarde Euro für das Programm. Insgesamt wurden 7,4 Milliarden Euro eingesammelt, mithin exakt die Summe, die nach Angaben des sogenannten ⇢ *Global Preparedness Monitoring Board*, einem Überwachungskomitee der WHO, notwendig gewesen seien, um angemessen auf die Pandemie zu reagieren zu können.

Diese Geldmittel flossen unter anderem an die CEPI, an die GAVI, die öffentlich-private Kampagne *COVID-19 Therapeutics Accelerator* (dt. Covid-19 Arzneitmittel-Beschleuniger), an die Stiftung FIND und die WHO selbst.

Trotz aufwendiger finanzieller Mittel und der Gründung einer Reihe von Organisationen, die allein für die Beschleunigung der Impfstoffverteilung zuständig sein sollten, kam es in der Praxis wiederholt zu verzögerten Auslieferungen.

Im Hinblick auf zu befürchtende ⇢ Wirtschaftskrisen als Folge der Pandemie und der Kriegspolitik ist davon auszugehen, dass erneut PPSs eine tragende Rolle in den globalen Entwicklungen spielen werden. Äußerungen wie jene des Direktors des Wellcome Trusts, Jeremy ⇢ Farrar, deuteten bereits darauf hin.

P

Opposition: Der Begriff Opposition kommt vom lateinischen Wort *opponere*, was sich entgegenstellen und dagegensetzen bedeutet. Die Opposition ist ein wesentlicher Bestandteil der Demokratie, denn sie kritisiert und kontrolliert die Regierung sowie die Regierungsmehrheit im Parlament.

In Bezug auf das Coronaregime war eine Opposition im deutschen Bundestag, wenn überhaupt, nur durch die AFD gegeben. Die Linke, Grüne und FDP hielten sich mit Kritik an der Bundesregierung zurück und forderten gar einen noch härteren Kurs. Mit ihrer Einschätzung zur Gefährlichkeit der Pandemie und ihren Stimmabgaben zur Feststellung einer ⇢ Epidemischen Lage von nationaler Tragweite sowie den Infektionsschutzgesetzänderungen büßten sie Glaubwürdigkeit ein und entmachteten sich selbst. Die einzige ernst zu nehmende Opposition fand und findet man auf der Straße in der Demokratiebewegung und in den ⇢ Alternativmedien. Aus dieser Bewegung heraus bildeten sich diverse Organisationen, so auch die Partei ⇢ Die Basis.

Pandemie: Eine Pandemie bezeichnet eine weltweite Epidemie, oder auf deutsch eine weltweite Seuche. Der Begriff Epidemie stammt aus der Biologie und heißt so viel wie »das ganze Volk betreffend«. Pandemie betrifft somit die gesamte menschliche Weltpopulation. Bedeutende Pandemien der Antike waren die Antonionische- und die Justinianische Pest. Die mittelalterliche Pestepidemie, der sogenannte »Schwarze Tod«, löschte mit 25 Millionen Toten ein Drittel der damaligen europäischen Bevölkerung aus. Durch die Spanische Grippe sollen 20 bis 50 Millionen Menschen umgekommen sein. Dass es sich auch bei der Corona-»Pandemie« um eine Pandemie handelt, und nicht um eine »Plandemie« beziehungsweise »falsche Pandemie«, musste von Regierungen und Medien immer wieder betont werden, damit es geglaubt wurde.

Im Jahr 2007 wurden die Kriterien der ⇢ Weltgesundheitsorganisation (WHO) für das Ausrufen einer Pandemie geändert. Nicht mehr eine hohe Zahl von schweren Verläufen und Todesfällen, sondern allein die weltweite Verbreitung eines neuen Erregers reicht seither aus, um eine Pandemie auszurufen. So konnte die Schweinegrippe im Jahr 2009 als Pandemie eingestuft werden (⇢ Profiteure der Angst). Damals gelang es den Akteuren allerdings nicht, große Mengen ⇢ Vakzine gegen die Schweinegrippe zu verimpfen und die Pandemie floppte wirtschaftlich für die Akteure. Wolfgang Wodarg initiierte zu den Vorgängen eine Untersuchung des Europarates. Vielen Beobachtern drängte sich zu Beginn der 2020er-Jahre der Verdacht auf, dass die damalige Schweinegrippe-»Pandemie« als erster Versuch oder als Testlauf des Coronageschehens gedient hatte.

Viele bestreiten das Vorhandensein einer Pandemie. Bei bisherigen Epidemien seien 30 bis 50 Prozent der Menschen verstorben. Nach Aussagen des Evolutionsbiologen Prof. Dr. Ulrich Kutschera im Mai 2021 gab es vor allem sogenannte Prozentzahlenleugner, die viel schlimmer seien als die Pandemieleugner. Achtzigtausend Einwohner seien bis zu diesem Zeitpunkt – nach Zählweise der Bundesregierung und ihrer Behörden – in der Bundesrepublik Deutschland an dem Virus verstorben. Angesichts einer Population von circa 83 Millionen

Einwohnern seien das 0,01 Prozent, das heißt 99,99 Prozent der Menschen hätten die Seuche überlebt.

Partei: Bezeichnet eine organisierte politische Vereinigung. Im deutschen Bundestag sitzen derzeit Vertreter von sieben Parteien: AFD, Bündnis 90/Die Grünen, CDU, CSU, Linkspartei, FDP und SPD. Alle Parteien stehen in Deutschland laut Artikel 21 des → Grundgesetzes wegen ihrer besonderen Bedeutung für die parlamentarische → Demokratie unter einem besonderen Schutz.

PCR-Test: Ein Test zum Nachweis von DNS- oder RNS-Bestandteilen. Die Bezeichnung PCR leitet sich von den Anfangsbuchstaben des angewendeten Verfahrens her, der Polymerasekettenreaktion (engl. »polymerase chain reaction«). Seit Beginn der → Pandemie wird der nur für Laborzwecke zugelassene PCR-Test in der Form verwendet, dass er eine Infektion mit dem Coronavirus feststellen soll. Er ist somit die Grundlage für alle politischen Maßnahmen.

Bei der Durchführung des Tests wird zunächst vom Probanden mit einem speziellen Tupfer an der hinteren Wand des Nasenrachenraums oder an der Rachenwand ein Abstrich genommen. Dieser Abstrich kann sich unangenehm anfühlen und eventuell einen Würgereiz auslösen. Im Labor wird im Probenmaterial nach ausgewählten Stücken der Coronavirus-RNS gesucht. Hierzu muss die Probe in einem dafür entwickelten Gerät, dem sogenannten *Thermocycler,* vervielfältigt werden. Man spricht auch von Amplifikation (dt. Verstärkung). Bei dieser Amplifikation werden mehrere Zyklen durchlaufen. Der → *Threshold*

Cycle, abgekürzt Ct-Wert, beschreibt die Anzahl der Zyklen, die notwendig sind, um den gesuchten RNS-Bestandteil feststellbar zu machen und um somit einen positiven Befund zu erhalten.

Entwickelt wurde das Verfahren durch den Biochemiker Kary Mullis im Jahr 1983. Er erhielt hierfür den Nobelpreis. Mullis betonte bei einer Podiumskonferenz, die vor der »Plandemie« stattfand und die auf Video dokumentiert wurde, dass der PCR-Test ungeeignet sei, um Infektionen festzustellen. Damals suchten Wissenschaftler nach einem Testnachweis für HIV.

Einen PCR-Test zum vermeintlichen Nachweis einer Coronainfektion lieferte im Januar 2020 Christian ⇢Drosten (Personenverzeichnis) von der Berliner Charité. Der Test wurde sofort angenommen und ohne Prüfung von der ⇢Weltgesundheitsorganisation (WHO) zur Diagnostik empfohlen. Schon früh kamen jedoch Zweifel an seiner Beweiskraft auf. So kann ein PCR-Test leblose Virustrümmer aus überstandenen Infektionen nicht von reproduktionsfähigen Viren unterscheiden und damit auch nicht eine bloße Kontamination von einer Infektion. Solange die Viren auf den Schleimhäuten ruhen und nicht in Körperzellen eindringen, ist ein Mensch nur kontaminiert, aber nicht infiziert. Es gibt in diesem Fall auch keine Ansteckungsgefahr.

Testergebnisse nach mehr als 25 Zyklen gelten als unzuverlässig (⇢Ct-Wert). In der Regel ist nicht bekannt, bei welchem Ct-Wert die einzelnen Labore im jeweiligen positiven Testfall die Entscheidungsgrenze für positive Ergebnisse setzen. Die Aussagekraft des Testergebnisses hängt auch davon ab, mit welchen und mit wie vielen ⇢ *Primern* gesucht wird.

Dr. Wolfgang ⇢ Wodarg (Personenverzeichnis) und andere Kritiker der Maßnahmenpolitik sind der Auffassung, dass wir ohne den von deutschen Wissenschaftlern entworfenen PCR-Test für Sars-Cov-2 von einer Corona-Epidemie oder gar Pandemie nichts gemerkt hätten. Dieser Test, der wohl bei vielen Menschen mit leichten Grippesymptomen positiv anschlägt, trieb die Zahlen in die Höhe und Panik ungeahnten Ausmaßes verbreitete sich. Im ⇢ *Corman-Drosten-Review-Report* demontierte eine Gruppe von 22 internationalen Experten den PCR-Test. Wie schon dessen Entwickler betonten sie, dass das PCR-Testverfahren ungeeignet sei, Infektionen zu identifizieren. Sie forderten die Rücknahme der Publikation, welche die Anwendung des Drosten-PCR-Tests weltweit ermöglichte.

Der deutsche Anwalt Dr. Reiner ⇢ Füllmich (Personenverzeichnis) ist ein Jurist, der weltweit gegen die Anwendung des Drosten-PCR-Tests zum Nachweis von Sars-Cov-2-Infektionen vorgehen will. In einer 19-seitigen Klageschrift, vorgetragen am Landgericht Berlin, benannte Füllmich fünf Falschbehauptungen, auf denen die Ausrufung der vermeintlichen Pandemie beruhte. Die Klage hatte bei diesen Richtern keinen Erfolg.

Weitere Kritik gab es am Einsatz des PCR-Testverfahrens zur Einordnung des Ausmaßes der Verbreitung des Coronavirus in der Bevölkerung. So wurde der PCR-Test nach willkürlichen politischen Vorgaben entweder in Massentests oder in Stichproben sowie nur bei symptomatischen Patienten oder bei allen, auch Symptomlosen angewendet, während die Ergebnisse in jedem Fal in die sogenannte 7-Tage-Inszidenz einflossen und politische Entscheidungen rechtfertigten.

Mit der Fokussierung auf Sars-Cov-2 und den PCR-Test wurden Testverfahren und Diagnosen, die eine andere Erklärung von Symptomen ergeben hätten, vernachlässigt und an den Rand gedrängt. Für den Großteil der Erkältungskrankheiten konnte so der Coronavirus verantwortlich gemacht werden, da nur nach ihm getestet wurde. Der Influenza-Virus verschwand 2020 und 2021 aus den Statistiken fast gänzlich.

Darüber hinaus machte der HNO-Arzt Josef Thoma auf die Risiken der unsachgemäßen Durchführung der staatlich erzwungenen Corona-Testorgien aufmerksam: Da es nicht ausreiche, nur ein wenig Schleim aus dem Nasenraum zu entnehmen, sondern für die Zuverlässigkeit des Testergebnisses auch Zellmaterial aus der Schleimhaut der hinteren Rachenwand notwendig sei, müsse der circa zehn Zentimeter lange Teststab entlang der empfindlichen Nasenmuscheln bis dorthin eingeführt werden, um dort durch mehrfaches Drehen das gewünschte Material aufnehmen zu können. Bei diesem invasiven Eingriff würden Schleimhautverletzungen in Kauf genommen. Die Einführung des Teststabs dürfe aufgrund der Verletzungsgefahren nicht ohne vorherige endoskopische Untersuchung des Nasenraums stattfinden, ansonsten handle es sich seiner Meinung nach um eine grobe Körperverletzung. Auf keinen Fall sollte der PCR-Test durch ungeschultes Personal durchgeführt werden, was in den allerorts eröffneten und privat geführten Testzentren jedoch flächenmäßig geschah.

Laut Angaben des Robert-Koch-Instituts wurden in Deutschland von Anfang 2020 bis Juni 2022 rund 130 Millionen Tests in Laboren ausgewertet. Der PCR-Test wurde zum 1. Februar

2020, kurz nach der Veröffentlichung das Drosten-Programms als eine neue Leistung in die ärztliche Gebührenverordnung für die Versorgung von Patienten der gesetzlichen Krankenkassen aufgenommen und wurde bis zum 1. Juli 2020 mit 59 Euro vergütet. Ab dann spielte er den Ärzten nach Angaben der Kassenärztlichen Bundesvereinigung rund 40 Euro pro Test ein. Wieviel Geld insgesamt die beteiligten Entwickler und Hersteller, die Durchführer und die Labore mit dem PCR-Test verdienten, ist noch nicht bekannt.

Prävalenz: Kennzahl für die Krankheitshäufigkeit. Prävalenz bezeichnet die Gesamtzahl der Erkrankten im Verhältnis zu einer definierten Anzahl von Menschen zu einem Zeitpunkt (Stichpunktprävalenz) oder während einer definierten Zeitdauer. Beispiele hierfür sind der Anteil der Menschen in der Bevölkerung, die im Laufe eines Jahres (Jahresprävalenz) oder im Laufe des Lebens (Lebensprävalenz) erkranken. In der Regel wird der Begriff Prävalenz im Sinne einer Stichtagsprävalenz verwendet und beantwortet so beispielsweise die Frage, wie groß der Anteil von Menschen ist, die an einem bestimmten Tag in Deutschland erkrankt waren. Im Gegensatz dazu bezeichnet die → Inzidenz nicht den Anteil der Erkrankten, sondern nur die Neuerkrankungen oder Neuinfektionen in einer definierten Gruppe Menschen in einem bestimmten Zeitraum.

Kritiker der Coronamaßnahmen forderten die Regierung und die Nachrichtenredaktionen bereits im Frühjahr 2020 dazu auf, statt Neuinfektionen aufzuaddieren, die Prävalenz, also den geringen Verbreitungsgrad von Covid-19 in Deutschland an die Menschen zu kommunizieren und als Grundlage von politischen

Entscheidungen zu nehmen. Die Prävalenz von Covid-19 war zu jeder Zeit niedrig.

Primer: Eine im PCR-Verfahren eingesetzte Substanz, die sich an den Stellen der RNS- oder DNS-Stränge anlagern kann, die gesucht werden. Der *Primer* leitet die Vervielfältigung dieser Gensequenzen ein, sodass sie nach ausreichenden Wiederholungen (⇢ Ct-Wert) festgestellt werden können.

Profiteure der Angst: Die *Arte*-Reportage diesen Titels aus dem Jahr 2009 zeigte die Machenschaften der Pharmaindustrie im Zusammenhang mit der sogenannten Schweinegrippe-⇢ Pandemie auf. Sie erfuhr ab 2020 erneut große Verbreitung. Hergestellt wurde der Film unter der Leitung von Jutta Pinzler und Stefanie Schwalfenberg. Darin wird dargestellt, wie ein lebensgefährlicher Virus seit Mai 2009 die Menschheit zu bedrohen schien. So zumindest wurde es von der Gesundheitsindustrie kommuniziert. Seit die ersten Fälle der Schweinegrippe in Mexiko gemeldet wurden, stand die Welt Kopf. Jeden Tag starben angeblich mehr und mehr Menschen an dem vermeintlich neuen Virus.

Die Änderung der Kriterien zur Ausrufung einer Pandemie vonseiten der ⇢ Weltgesundheitsorganisation (WHO) ermöglichte es derselben, für die Schweinegrippe die höchste Pandemiestufe ausrufen, was international zu entsprechenden Konsequenzen führte. Vor allem sollte der Impfstoff Pandemrix des Herstellers GlaxoSmithKline verimpft werden. Etwa 30 Millionen Europäer erhielten die Impfung, die zu teils schwerwiegenden Nebenwirkungen führte. Beendet wurde die »Pandemie« wesentlich dank der Bemühungen von Dr. Wolfgang Wodarg. Bei wissenschaftlich nüchterner Betrachtung stellte sich heraus, dass die Grippe, welche durch den Schweinegrippe-Erreger ausgelöst wurde besonders mild war.

Propaganda: Der Begriff Propaganda wird gebraucht, um die Medien in totalitären Regimen zu charakterisieren. Propaganda verwendet Techniken der Manipulation und versucht das Unterbewusste zu beeinflussen, wobei oft Falschinformationen verbreitet werden. Sie ist ein Angriff auf die Rationalität und Logik. Am besten wirkt Propaganda dann, wenn sie gar nicht bemerkt wird. Edward Bernays, der Erfinder der modernen Propaganda, zeigte in seinen Werken »Crystallizing Public Opinion« (dt. etwa: Wie die öffentliche Meinung herausgebildet wird, 1923) und »Propaganda« (1928) auf, dass Propaganda auch in demokratischen Gesellschaften gängige Praxis ist. Er sprach davon, dass diejenigen, die mit den unsichtbaren Mechanismen der Propaganda die Gesellschaft manipulieren, eine unsichtbare Regierung bilden und die wahre herrschende Macht im Land innehaben. Später bediente er sich eines moderneren Ausdrucks, den der »Public Relations«.

Um Botschaften medienwirksam zu kommunizieren, werden sie häufig an Gefühle gekoppelt. In der Coronakrise wird tagtäglich mit Angst gespielt und Panik erzeugt. Der Journalist Milosz Matuschek vertrat die Position, dass die vielen Ungereimtheiten des »Corona-Komplexes« gerade und vor allem durch die Klammer der Angstpropaganda zusammengehalten werden und bezeichnet die Coronamaschinerie als die größte Propagandaaktion der Welt (→ Gehirnwäsche).

Q

Protection (dt. Schutz): Eine Seuchenschutzstrategie, die gezielt gefährdete Menschengruppen vor einer Krankheit schützen will (→ Nationaler Pandemieplan für Deutschland).

Quarantäne: Bei wem → Sars-Cov-2 durch Tests festgestellt wurde oder wer auch nur in Kontakt mit einer infizierten Person kam, musste sich nach den neuen Gesetzen absondern und isolieren. Ebenfalls wurde eine solche Quarantäne verhängt, wenn man aus bestimmten Risikogebieten nach Deutschland einreiste. Diese Schutzmaßnahme sollte dazu beitragen, die Verbreitung des →Coronavirus einzudämmen. In Australien wurden sogenannte Quarantänelager eingerichtet.

Querdenker: Bezeichnet einen Menschen, der eigenständig und originell denkt und dessen Ideen und Ansichten oft nicht verstanden oder akzeptiert werden.

Der Begriff »Querdenken« wurde 1967 von dem Kognitionswissenschaftler Edward de Bono eingeführt und wird seitdem in zahlreichen Veröffentlichungen verwendet. Seiner Definition entsprechend bezeichnet Querdenken kreative, assoziative Gedankengänge. Diese bieten im Gegensatz zum linearen Denken neue Problemlösungen durch die Einnahme von ungewöhnlichen Perspektiven.

Querdenken wurde im April 2020 von dem Stuttgarter Unternehmer Michael Ballweg als Name für eine Initiative gewählt, die Demonstrationen gegen die Coronapolitik organisierte. Seit den großen Augustdemonstrationen 2020 in Berlin wurde »Querdenker« zu einem Oberbegriff für sämtliche Kritiker und

R

Gegner der Coronamaßnahmen. Der Nummernteil in den regionalen Querdenker-Gruppen, beispielsweise in »Querdenken 711« bezieht sich auf die jeweilige Telefonvorwahl. Vorbild stand hier die Kommunikationsstelle ⇢ Demokratischer Widerstand und nichtohneuns.de, durch die im Frühjahr 2020 über Postleitzahlen das dezentrale Protestgeschehen startete.

Reproduktionszahl R (R-Wert): Sie gibt an, wie viele Menschen ein Infizierter durchschnittlich ansteckt. Zu Beginn der Coronapandemie wurde von der Regierung der sogenannte R-Wert als bedeutende Größe eingeführt und bestimmt, dieser müsse unter 1 liegen, um Maßnahmen zurückzunehmen, was bedeutete, dass ein Infizierter im Schnitt weniger als einen Menschen ansteckte. Nachdem dies bereits nach wenigen Wochen geschah, wurde der R-Wert von der Regierung als maßgebliche Kennzahl aufgegeben.

Rezession: Als Rezession bezeichnet man eine Phase des Wirtschaftsabschwungs.

Risikogruppen: Menschen, die aufgrund von hohem Lebensalter oder bestehenden Vorerkrankungen ein höheres Risiko schwerer Krankheitsverläufe oder sogar ein höheres Sterberisiko haben, wenn sie an Covid-19 erkranken. Eine alternative Bezeichnung lautete »vulnerable Gruppen«. Nach verbreiteter Auffassung bedurften sie besonderen Schutzes, wobei die Frage nach der Legitimation der angewendeten Zwangsmaßnahmen umstritten war. So wurde das europaweit hervorgerufene einsame Sterben von Menschen in Krankenhäusern und Pflegeheimen damit begründet, dass man die Sterbenden vor einer

Ansteckung mit dem Coronavirus schützen müsse. Im Rahmen der ⇢ Impfkampagne sollten die sogenannten Risikogruppen als erste behandelt werden. Allerdings gab es schon früh Hinweise darauf, dass gerade für alte und vorerkrankte Menschen die neu entwickelten ⇢ Impfstoffe beträchtliche gesundheitliche Risiken einschließlich schwerer Nebenwirkungen mit Todesfolge bargen.

Rockefeller-Stiftung: Im Rahmen des Corona-Komplexes trat neben der ⇢ Bill-und-Melinda-Gates-Stiftung auch immer wieder die Rockefeller-Stiftung in Erscheinung. Ihr Einfluss auf das Geschehen scheint ebenfalls von erheblicher Bedeutung zu sein, daher soll sie näher beleuchtet werden.

Die Stiftung wurde 1913 vom US-amerikanischen Unternehmer und erstem Milliardär der Weltgeschichte John D. Rockefeller gegründet. Sie ging mit damals beachtlichen 100 Millionen Dollar an den Start. Das war die zehnfache Summe der im Jahr 1903 ins Leben gerufenen Carnegie-Stiftung. Gemeinsam mit seinem Bruder William hatte John D. Rockefeller mit dem Standard-Oil-Imperium gigantische Reichtümer angehäuft. Geld in Stiftungen muss nicht versteuert werden und geht nicht in Erbstreitigkeiten verloren. In der Regel wird das Grundvermögen von Stiftungen auf Dauer erhalten, gemeinnützige Unternehmungen finanzieren sich aus den erwirtschafteten Erträgen. Die Stifter bestimmen, welche Zwecke ihre Schöpfung verfolgen soll.

Die Rockefeller-Stiftung hatte sich der Förderung des öffentlichen Gesundheitswesens und der medizinischen Ausbildung, des wissenschaftlichen Fortschritts und der Sozialforschung verschrieben und setzte sich für die Steigerung der Produktion von Nahrungsmitteln sowie für Kunst und Kultur und viele andere Bereiche des öffentlichen Lebens ein. Im Jahr 1916 finanzierte die Rockefeller-Stiftung die Gründung der ⇢ Johns-Hopkins-Hochschule für Hygiene und öffentliche Gesundheit, welche die erste ihrer Art in den Vereinigten Staaten war und auf dem Gebiet des Gesundheitswesen einen enormen Einfluss erlangte. Wie auch die Carnegie-Stiftung trieb die Rockefeller-Stiftung allerdings auch die Forschung der Eugenik voran. Eugenik hat das Ziel, das Erbgut des Menschen durch gezielte Zuchtwahl zu »veredeln«. Hierzu recherchierte und schrieb der Politikwissenschaftler Hermann Ploppa in seinem Buch »Die Macher hinter den Kulissen«.

Während der Weltwirtschaftskrise finanzierte der Sohn John D. Rockefeller, Jr. den Bau des *Rockefeller Centers* und wurde einer der größten Immobilienbesitzer in New York. Der Enkel David Rockefeller galt als einer der politisch bestvernetzten Banker in der zweiten Hälfte des 20. Jahrhunderts. Von 1949 bis 1985 gehörte er zur Führungsebene des *Council on Foreign Relations* (dt. Rat für auswärtige Beziehungen). 1973 startete David Rockefeller die »Trilaterale Kommission«. Der Einfluss der Rockefeller-Stiftung in den vergangenen hundert Jahren ist laut Kritikern nicht zu ermessen (vgl. Paul Schreyer: Angst der Eliten, Seite 110). Bereits 1952 gründete dessen Bruder John D. Rockefeller III das sogenannte *Population Council* (dt. Rat für Populationsfragen), eine Lobbyorganisation für Bevölkerungskontrolle, wie Paul Schreyer in seiner »Chronik einer angekündigten Krise« ausführte.

Die Rockefeller-Stiftung war darüber hinaus maßgeblich an der Gründung der »Bellagio-Gruppe« und ihrer Nachfolgerin, der »Gruppe der Deißig« (G30), beteiligt. Bei beiden handelt es sich um Netzwerke, welche Wissenschaftler und Zentralbankfunktionäre zusammenbringt.

Im Zusammenhang mit der Coronapandemie wurde immer wieder auf ein Dokument aus dem Jahr 2010 mit dem Namen »Scenarios for the Future of Technology and International Development« (dt. Szenarien für die Zukunft der Technik und der internationalen Entwicklung) verwiesen, welches von der Rockefeller-Stiftung herausgegeben wurde. Hier wurden vier verschiedene Szenarien entwickelt, wie auf Krisen in der Welt von einer herrschenden Schicht am besten reagiert wird.

Präsentiert wurden die Ergebnisse vom US-amerikanischen Futurologen Peter Schwartz, der auch für das Pentagon und das ⇢ Weltwirtschaftsforum aktiv war. Im letzten Pandemieszenario mit dem Namen ⇢ *Lock-Step*, (dt. Gleichschritt) wird beschrieben, wie sich autokratische Regierungsformen mit totaler Überwachung und Kontrolle durchsetzen. Das Szenario sorgte deshalb für Aufmerksamkeit, weil im Fall der eingetretenen Coronakrise ab 2020 die Rockefeller-Stiftung selbst und auch die ⇢ Bill-und-Melinda-Gates-Stiftung als Entscheidungsträger fungierten und deren Pandemiepläne hier von den Regierungen weltweit umgesetzt wurden. Der Bericht zeigte auch, dass diese Akteure seit mindestens zehn Jahren über politische und gesellschaftliche »Herausforderungen« und Möglichkeiten nachdenken, die durch angstauslösende Pandemien entstehen.

2017 stellte die Rockefeller-Stiftung die Anschubfinanzierung für das groß angelegte Projekt ID 2020 bereit, eine Initiative, um jedem Weltbürger bis 2030 eine weltweit anzuwendende biometrische Identität abzunehmen. Die Stiftung ist auch die Institution, die das ⇢ Event 201 mitveranstaltete und den Medien auf der ganzen Welt über das ⇢ *Dashboard* die tägliche Dosis Daten über Todesfälle und Infektionen bei der aktuellen Pandemie lieferte.

Am 21. April 2020 veröffentlichte die Stiftung das sogenannte *Foundation Paper* (dt. Grundlagenpapier) mit dem Titel »National Covid 19 Testing Action Plan: Pragmatic steps to reopen our workplaces and our communities« (dt. Nationaler Covid-19-Testaktionsplan: Pragmatische Schritte zur Wiedereröffnung unserer Arbeitsplätze und unserer Gemeinden). Hierin ging es unter anderem darum, dass in und nach der sogenannten ⇢ Pandemie die Menschen digitale Zertifikate und Immunitätspässe brauchen würden, um wieder reisen zu können. Das Papier gilt als Blaupause für die Schaffung einer riesigen landesweiten DNS-Datenbank für die gesamte US-Bevölkerung. Die Rockefeller Stiftung schlug darin unter anderem ein »Pandemic Testing Board« (Rat für Pandemie-Tests) vor nach dem Vorbild des »War Production Board« (Rat für Kriegsproduktion), dem während des Zweiten Weltkriegs in den USA die Wirtschaftssteuerung oblag. Dieser mächtige Technokratenrat sollte dem Plan nach aus neun Vertretern von Unternehmen, Regierung, Wissenschaft, Universitäten und Gewerkschaften bestehen (vgl. Norbert Häring: »Im Gleichschritt. Die Rockefeller Stiftung will ihr autokratisches Pandemieszenario umsetzen«).

S

Heute beträgt das Vermögen der Rockefeller-Stiftung rund fünf Milliarden Dollar, somit ist sie in der Rangliste inzwischen auf den mittleren Plätzen. Auf Platz eins der internationalen Stiftungen liegt nun die ⇢ Bill-und-Melinda-Gates-Stiftung, auf Platz zwei der ⇢ Wellcome Trust.

SAGE *(Strategic Advisory Group of Experts,* dt. Strategische Experten-Beratergruppe): Es handelt sich um eine Beratergruppe der ⇢ Weltgesundheitsorganisation (WHO), die rund hundert Wissenschaftler umfasst. Sie beratschlagt Regierungen und hat eine zentrale Funktion in der Ausrufung und Bekämpfung von Seuchen. Die Gruppe SAGE setzt sich aus drei Abteilungen zusammen: *Modelling* (dt. Hochrechnung und plastische Darstellung), *Non Pharmalogical Intervention Group* (dt. Gruppe für nicht-medikamentöse Eingriffe) und *Psychological Operations* (dt. Psychologische Eingriffe).

Die Modellierungsgruppe der SAGE um Prof. Neil ⇢ Ferguson (Personenverzeichnis) behauptete im März 2020, dass jeder Dreißigste an Covid-19 sterben würde, was sich im Laufe des Epidemiegeschehens als völlig überzogen erwies. Anfang Januar 2021 warnte Ferguson die britische Regierung erneut, weitere 100.000 Todesfälle seien in Großbritannien zu erwarten, wenn der bestehende *Lockdown* zu früh beendet würde. Dieser sollte bis zum Herbst aufrechterhalten werden.

Die Gruppe für nicht-medikamentöse Engriffe war zuständig für *Lockdowns* und Einschränkungsmaßnahmen wie beispielsweise das Tragen von ⇢ Masken und das ⇢ *Social Distancing*.

Die Gruppe für psychologische Eingriffe kümmerte sich darum, wie man in der Öffentlichkeit durchsetzen konnte, was die Regierung beschloss. Es ging hierbei um Fragen der Motivationsherstellung, um das Schüren von Ängsten, die erfolgreiche Unterwerfung der Bevölkerung unter das Pandemieregime und Kontrolle.

Über die Aufgaben der SAGE-Gruppe berichtete der ehemalige Vizepräsident von Pfizer Dr. Mike Yeadon in der 27. Sitzung des Corona-Ausschusses um den Rechtsanwalt Reiner ⇢ Füllmich (⇢ Stiftung Corona-Ausschuss).

Sammelklage: Eine Sammelklage, Massenklage oder Gruppenklage ist eine zivilrechtliche Klage, die nicht ausschließlich über die Ansprüche der Kläger entscheidet, sondern deren Rechtskraft sich auch auf jene Personen erstreckt, die von der gleichen Sachlage betroffen sind. In der EU existiert diese Form der Sammelklage nicht, hier ist es lediglich möglich, dass sich ein Präzedenzfall zum Maßstab anderer Fälle entwickelt. Die Entscheidung darüber liegt im Ermessen des Gerichts. Anders ist es in den USA.

Im Zusammenhang mit dem VW-Abgasskandal wurde in Deutschland ein der Sammelklage ähnliches Instrument eingeführt, die sogenannte Musterfeststellungsklage (MFK). Im Unterschied zu einer echten Sammelklage muss im Rahmen einer MFK selbst nach positivem Urteil jeder Kläger, der an der MFK beteiligt und im Klageregister eingetragen ist, seine Ansprüche einzeln geltend machen. Außerdem stehen Musterfeststellungsklagen Unternehmen nicht zur Verfügung.

Andererseits sind Schadensersatzklagen einzelner Personen oder einem Unternehmen vor einem deutschen Gericht im Zusammenhang mit den Corona-Schutzmaßnahmen zurzeit noch wenig Erfolg versprechend, da die politische Unabhängigkeit der deutschen Justiz hier erfahrungsgemäß nicht mehr und noch nicht gewährleistet ist.

In einigen Ländern des angloamerikanischen Raums besteht die Möglichkeit einer Sammelklage *(class action suit)*. Seit Ende 2020 gibt es Bemühungen, unter anderem des Rechtsanwalts Reiner ⇢ Füllmich, Klagen gegen die Hersteller und Verkäufer des ⇢ PCR-Tests als Sammelklagen im Ausland einzubringen, welcher sich dann auch Geschädigte weltweit anschließen könnten. Allerdings besteht das Klagerecht in Bezug auf ausländische Delikte nicht für ausländische Geschädigte. Falls sich einmal ein US-Gericht finden sollte, das für amerikanische Kläger entscheidet, wird das Urteil allerdings wohl auch in Deutschland Bestand haben.

Sars-Cov-2: Ein Erreger aus der Familie der ⇢ Coronaviren, welcher die Lungenkrankheit Covid-19 hervorruft. Zuerst beschrieben wurde er im Dezember 2019 in der chinesischen Stadt Wuhan. Sars steht dabei für »Severe Acute Respiratory Syndrome« (dt. Schweres akutes Atemwegssyndrom). Sars-Cov-2 gilt als Variante des Virus Sars-Cov-1, welches seit 2003 bekannt ist.

Über die Neuartigkeit von Sars-Cov-2 herrscht Uneinigkeit. So gibt es Hinweise auf die Existenz des Virus vor 2019, jedoch wurde damals nicht gezielt danach gesucht beziehungsweise getestet. Meistens wird in den Medien der Eindruck vermittelt, es handele sich bei dem Coronavirus um eine vollkommen neue Erscheinung, die aus dem Nichts über uns hereingebrochen ist.

Schuldenbremse: Anfang des Jahres 2009 beschloss die Bundesregierung aufgrund der hohen Staatsverschuldung eine Schuldenbremse. Die jährliche Nettokreditaufnahme des Bundes sollte fortan 0,35 Prozent des Bruttoinlandsproduktes nicht überschreiten. Den Bundesländern ist seither jegliche Nettokreditaufnahme untersagt. Ausnahmeregeln bestehen für den Fall von Naturkatastrophen oder von schweren Rezessionen. Die Schuldenbremse wurde in Artikel 109 Absatz 3 des Grundgesetzes festgeschrieben, auch einige Landesregierungen nahmen sie in ihre Landesverfassungen auf. Bei Einhaltung der Schuldenbremse erhalten seither einige wirtschaftlich schwächere Bundesländer Konsolidierungshilfen.

Auch von Seiten der Europäischen Union gibt es Vorgaben, wie hoch die Staatsverschuldung ihrer Mitgliedsstaaten sein darf. Der staatliche Schuldenstand soll gemäß den Maastrichter EU-Konvergenzkriterien nicht mehr als 60 Prozent des Bruttoinlandsprodukts betragen. Zudem erlauben sie eine maximale Nettokreditaufnahme in Höhe von 3,0 Prozent des Bruttoinlandsproduktes. Im Jahr 2018 betrug die Staatsverschuldung der Bundesrepublik 1,92 Billionen Euro.

Während die Partei Die Linke die Schuldenbremse und den Sparkurs der Regierung ablehnte, befürworteten die Parteien der sogenannten Mitte sogar das Programm der Schwarzen Null. Dieses ging noch einen Schritt weiter als die Schuldenbremse. Während die Schuldenbremse immer noch Neuverschuldung zuließ, wenn auch in stark begrenzter Höhe, wurde für die sogenannte Schwarze Null ein ausgeglichener Haushalt vorausgesetzt, bei der die Ausgaben die Einnahmen nicht überschreiten durften. Seit 2014 hielt die Bundesregierung in Deutschland Jahr für Jahr an der Schwarzen Null fest und auch für 2020 war ein solcher Haushalt geplant.

Diese Politik änderte sich 2020 abrupt. Aufgrund der Coronakrise konnte die Schuldenbremse »vorübergehend« rechtlich außer Kraft gesetzt werden. Nun wurden enorme Beträge als Schulden aufgenommen. Durch die Kosten der Coronakrise 2020 stieg die Staatsverschuldung in Deutschland nun wieder auf rund 70 Prozent. Sie lag Anfang 2021 bei 2,28 Billionen Euro und hatte somit den höchsten Stand, der jemals gemessen wurde (zum Vergleich: Die Staatsverschuldung der USA lag bei circa 27 Billionen US-Dollar). Bis zum 31. Dezember 2021 stieg sie auf 2,32 Billionen Euro an.

Das Bundesfinanzministerium legte am 19. Januar 2021 den vorläufigen Abschluss des Bundeshaushalts für 2020 vor. Anstatt einer Schwarzen Null, wie sie vorher vorgesehn war, gab es eine Nettokreditaufnahme von 130,5 Milliarden Euro. Bereits im Oktober des Vorjahres hatte das Ministerium angekündigt, im Jahr 2021 circa 160 Milliarden Euro neue Schulden aufzunehmen. Davon wurden rund 39,5 Milliarden Euro als Corona-Unternehmenshilfen deklariert.

Es wurde verlautbart, dass die Schuldenbremse im Jahr 2022 wieder greifen solle, der neue Finanzminister Christian Lindner sprach im Dezember 2021 jedoch bereits wieder davon, dass diese erst wieder im Jahr 2023 zum Einsatz kommen werde.

Für die Aufrüstung der Bundesrepublik gegen Russland wurden im Juni 2022 weitere massive Schulden vom Bundestag beschlossen. Diese beinhalteten unter anderem eine als »Sondervermögen« bezeichnete Schuldenaufnahme von 100 Milliarden Euro für die Bundeswehr, um neue Kampfflugzeuge, Panzer und Munition zu kaufen.

Sensitivität: Die Sensitivität eines diagnostischen Testverfahrens gibt an, bei welchem Prozentsatz erkrankter Patienten die jeweilige Krankheit durch die Anwendung des Tests tatsächlich erkannt wird, das heißt, ein positives Testresultat auftritt.

Serologie: Bezeichnet die Wissenschaft und Lehre von den Antigen-Antikörper-Reaktionen, soweit sie im Labor, also außerhalb des lebenden Organismus ablaufen.

Seroprävalenz: Bezeichnet die Häufigkeit spezifischer Antikörper in einer festgelegten Personengruppe, die auf eine vorhandene oder durchgestandene Infektionskrankheit hinweisen.

Serotypen: Variationen innerhalb von Subspezies von Bakterien oder Viren, die über sich unterscheidende → Antigene auf ihrer Oberfläche bestimmt werden.

Skandal: Ein Aufsehen erregendes mediales Ärgernis, das zutiefst empört. Der Begriff Skandal wird auf das griechische Wort *skandalon* zurückgeführt, was soviel wie Fallstrick, Anstoß,

Verführung bedeutet. Korruptions- und Betrugsfälle ziehen sich durch die Geschichte, wir kennen sie in Bezug auf Großkonzerne wie die Deutsche Bank, Wirecard oder in Bezug auf private, moralische Vergehen der Bekannten, Reichen und Mächtigen. Solange sich Skandale nur auf Teilbereiche der Gesellschaft beziehen, sind sie von uns vorstellbar, denkbar und können sich, sobald sie öffentlich werden, positiv auf die Gesellschaft auswirken. Der Soziologe Karl-Otto Hondrich meinte: »Nichts ist den guten Sitten zuträglicher als der Skandal, vorausgesetzt, er vollendet sich.«

Wenn ein Skandal allerdings weltumspannend ist, im Gewand einer Pandemie daherkommt, viele Regierungen, Weltorganisationen und auch Medien einbezieht, ist es viel schwerer, ihn zu fassen und zu begreifen, ihn aufzudecken. Auch eine Strafverfolgung scheint unmöglich. Es ist allerdings nicht der erste Pandemie-Skandal, den wir erleben. Politiker, Konzernchefs und Lobbyisten nutzten schon immer normale Grippewellen oder auch mal stärkere Epidemien, um daraus Kapital zu schlagen. Sie bauschten Bedrohungen auf und gestalteten Seuchenszenarien mit Millionen von Toten.

Social Distancing: Der Begriff wurde von der Weltgesundheitsorganisation geprägt. Was aber bedeutet *Social Distancing* oder soziale Distanzierung? Ist damit lediglich das räumliche Voneinander-Abstandnehmen gemeint? Gemäß den Abstandsregeln, also eineinhalb oder auch zwei Meter? Sinnvoller wäre es, von *Physical Distancing* beziehungsweise von räumlicher Distanzierung zu sprechen. Geht es hier auch noch um etwas anderes als lediglich räumlichen Abstand? Wer keinen Abstand hält, soll als unsozial gebrandmarkt werden. Verordnetes Abstandhalten zu seinen Mitmenschen führt allerdings zu Vereinsamung und Isolation. Kommunikation und gesellschaftlicher Austausch von Gedanken fand und findet nicht mehr in gewohntem Maße statt. Somit ist es auch kaum möglich, sich zu versammeln. Als Gesprächsalternative dient das Handy und *Social Media*, die körperliche Realität wird durch eine virtuelle Welt abgelöst. Es ist ein Verbrechen an der Menschheit. Bürger werden wie Aussätzige behandelt. Dabei sind die meisten nicht schwer erkrankt. *Social Distancing* sollte als das Unwort des Jahres gelten. Insbesondere Alte und Kranke wurden auf dem Höhepunkt der Coronakrise vorsorglich und ungefragt sozial isoliert und ins Abseits gestellt.

Solidarität: Ein schillernder Begriff, der für die Durchsetzung der Coronamaßnahmen von Regierung und Konzernen in Dienst genommen wurde. Die Wortherkunft ist umstritten. Der Begriff kommt entweder vom lateinischen Wort *solidus*, was soviel wie echt und fest bedeutet oder aber von der lateinischen Wendung *in solidum* (dt. aufs Ganze), welche im Römischen Recht in Form der *obligatio in solidum* verwendet wurde. Dies bedeutete, dass mehrere Menschen jeweils verpflichtet waren, eine Leistung in Gänze zu erbringen, wobei der Gläubiger diese Schuld jedoch nur einmal einfordern durfte. Wenn ein Schuldner ausfiel, musste der andere in vollem Umfang für ihn einspringen. Im deutschen Recht wird für diese Solidarität mittlerweile in weiten Teilen der Begriff Gesamtschuld genutzt.

Im 19. Jahrhundert wurde der Begriff Solidarität von der Arbeiterbewegung politisch eingesetzt, um eine Verbundenheit der vielen Besitzlosen herzustellen und um gemeinsam gegen Regierungen und Großeigentümer vorzugehen.

Während der Coronamaßnahmen hingegen denunzierten Menschen ihre Mitbürger im Namen der Solidarität bei Kollegen, Chefs, privaten Sicherheitsfirmen, der Polizei oder der Staatsanwaltschaft, weil diese sich nicht an die verordneten Berührungsverbote, Kleiderordnungen, Betriebsschließungen und Ausgangssperren hielten oder es wagten, öffentlich die regierungsamtlichen Verlautbarungen zur Gefährlichkeit des Coronavirus in Frage zu stellen.

Spahn'sche Grippe: Anderer Begriff für Covid-19.

Spezifität: Sie gibt an, wie präzise die Aussagen eines medizinischen Tests sind. Liegt die Spezifität bei 97 Prozent, bedeutet dies, dass drei Prozent der positiven Ergebnisse des Tests falsch sind. Dies sind sogenannte falsch-positive Ergebnisse, die aussagen, dass sich dort ein Virus befindet, wo er gar nicht ist.

Stiftung Corona-Ausschuss: Der Ausschuss wird geleitet von der Rechtsanwältin Viviane Fischer sowie dem Rechtsanwalt Dr. Reiner → Füllmich (Personenverzeichnis). Anfangs wurden sie unterstützt von Antonia Fischer und Dr. Justus Hoffmann, ebenfalls Rechtsanwälte. Produziert wird das Format von der Unternehmensgruppe *OVALmedia*. Weil nach dem ersten *Lockdown* von staatlicher Seite kein Interesse an einer Untersuchung der Wirksamkeit, der Schäden und der Ursachen der Maßnahmenpolitik bestand, wurden innerhalb der Demokratiebewegung die Rufe nach einem unabhängigen

Untersuchungsausschuss laut. Idee und Forderung gehen auf den Journalisten Ken Jebsen zurück.

Seit Mitte Juli 2020 untersucht der Corona-Ausschuss außerparlamentarisch, in mehrstündigen Video-Sitzungen, warum die Bundes- und Landesregierungen im Rahmen des Coronavirus-Geschehens historisch beispiellose Beschränkungen verhängten und welche Folgen diese für die Menschen hatten und immer noch haben.

In diesem Rahmen wurden diverse Experten befragt, unter anderem Dr. Mike Yeadon, Ex-Vizechef von Pfizer, die Virologin Prof. Ulrike Kämmerer, die Autoren Anselm ⇢ Lenz (Personenverzeichnis) und Paul Schreyer, der Toxikologe Prof. Stefan Hockertz, der Sachbuchautor Thomas Röper, der kanadische Professor der Wirtschaftswissenschaften Michel Chossudovsky und viele mehr. Im März 2021 erschien das erste »Schwarzbuch Corona« mit den Erkenntnissen des Corona-Ausschusses, herausgegeben von Uli Gellermann und Dr. Tamara Ganjalyan.

Vom 20. bis zum 24. August 2021 fand das *Planspielevent* ⇢ Basiscamp: A Global Pandemic Exit Exercise (dt. Übung zum Ausstieg aus einer globalen Pandemie) statt. Inzwischen gibt es über 100 Sitzungen des Ausschusses, die im Internet abgerufen werden können.

STIKO (Ständige Impfkommission): Die am Robert-Koch-Institut angesiedelte STIKO hat als gesetzlich verankerte Kommission die Aufgabe, Impfempfehlungen für Deutschland zu erarbeiten und auszusprechen.

Strategiepapier: Bevor am 25. März 2020 der Bundestag das Gesetz zum Schutz der Bevölkerung bei einer epidemischen Lage von nationaler Tragweite (→Epidemische Lage von nationaler Tragweite) beschloss, erging an alle Abgeordneten ein später *geleaktes* Strategiepapier des Bundesinnenministeriums zur Eindämmung von Covid-19. Es wurde als Panikpapier bekannt.

Hierin hieß es unter anderem, man müsse in der Bevölkerung die »Urangst« vor dem »Erstickungstod« schüren. Weiter stand dort, Kindern solle Angst gemacht werden, am Tod der Eltern und Großeltern schuld sein zu können. Es wird vermutet, dass mit diesem Papier versucht wurde, die Abgeordneten in ihrem Abstimmungsverhalten zu beeinflussen.

Das 17-seitige Dokument war das Ergebnis einer acht Mitglieder umfassenden Covid-19-Einsatzgruppe, deren Einberufung am 18. März 2020 von Horst Seehofer in Auftrag gegeben wurde. Am Tag darauf wurde diese Gruppe von seinem Staatssekretär Markus Kerber unter intransparenten Umständen zusammengestellt. In der Auftragsbeschreibung forderte er »maximale Kollaboration«. So begann die Arbeit an dem Panikpapier.

Welche epidemiologischen Kompetenzen die von Kerber ausgewählten Autoren des Papiers für diese gigantische »gesundheitspolitische« Aufgabe mitbrachten, lässt sich anhand der akademischen Hintergründe nicht erkennen. Der Auswahl der Experten nach zu urteilen, sollte hier keinesfalls unsere Gesundheit, sondern die Wirtschaft gerettet werden: Epidemiologen oder Virologen waren keine dabei, dafür fünf Ökonomen, ein Soziologe, ein Politikwissenschaftler und ein Germanist.

T

Die beiden letzteren, Otto Kölbl und Dr. Maximilian Mayer, beide China-Experten, kannten sich bereits vor der Einsatzgruppe. Sie veröffentlichten am 4. März 2020, kurz vor dem *Lockdown* in Deutschland, ein gemeinsames Paper mit dem Titel: »Learning from Wuhan — there is no Alternative to the Containment of Covid-19« (dt. Von Wuhan lernen — es gibt keine Alternative zur Eindämmung von Covid-19).

***Superspreader* (dt. Superverbreiter):** Menschen, die aufgrund einer Infektion eine ungewöhnlich hohe Zahl anderer Menschen mit einem bakteriellen oder viralen Krankheitserreger anstecken. Sogenannte *Superspreader* können beispielsweise Flugbegleiter sein, die sich bei einem infizierten Passagier angesteckt haben und den Krankheitserreger an andere Fluggäste weitergeben. Auch Menschen, die keine Maske tragen, Abstandsregeln missachten oder in Innenräumen laut reden oder singen, sollen nach Auffassung der Regierung ein erhöhtes Ansteckungsrisiko darstellen. Entscheidend für den Ansteckungsgrad ist die ⇢ Reproduktionszahl, auch R-Wert genannt. Der Begriff *Superspreader* wurde propagandistisch eingesetzt, um die Gefährlichkeit jedes Menschen als hoch darzustellen.

Superspreading Events: Vorgeblich Restaurantbesuche, Kindergeburtstage, Gottesdienste, Handballspiele, Karnevale, Hochzeiten, ...

Tests: Siehe ⇢ PCR-Test

Threshold Cycle: Auch »cycle threshold« (dt. Zyklus-Schwelle). Der Threshold Cycle, abgekürzt Ct-Wert, ist bei dem ⇢ PCR-Test von Bedeutung. In diesem Test wird eine dem Menschen entnommene Probe in einem medizinischen Testgerät so häufig in Zyklen vermehrt, bis gegebenenfalls eine Viruslast festgestellt werden kann. Der Ct-Wert beschreibt die Anzahl der Zyklen der Amplifikation (Verstärkung), die notwendig sind, um einen positiven Befund zu erhalten. Je höher der Ct-Wert, desto geringer war demanch die Viruslast im untersuchten Menschen.

Transhumanismus: Eine philosophische Bewegung und Denkrichtung, welche die biologischen Grenzen menschlicher Möglichkeiten, sei es intellektuell, körperlich oder psychisch, durch den Einsatz technologischer Verfahren erweitern will. Transhumanisten gehen davon aus, dass die nächste Evolutionsstufe der Menschheit durch die Verschmelzung mit Technologie erreicht wird. Menschen, die wie Maschinen oder Roboter funktionieren, sind für eine Gesellschaft sehr viel effizienter.

Geprägt wurde der Begriff Transhumanismus durch den Biologen und Eugeniker Julian Huxley. Die Eugenik spielt im Transhumanismus eine zentrale Rolle. Durch Begünstigung der Fortpflanzung »gesunder« Menschen und entsprechend dem Verhindern der Fortpflanzung »kranker« Menschen sollen die Erbanlagen in der Bevölkerung langfristig verbessert und beispielsweise Erbkrankheiten vermindert werden. Die Lehre solcher Übermenschen, so wie Nietzsche sie bezeichnete, fand auch im deutschen Faschismus zunehmende Bedeutung und erlebt in der Coronakrise eine Renaissance, insbesondere im Zusammenhang mit der Ideologie von Klaus Schwab, seiner Theorie des sogenannten ⇢ Great Reset, der Errichtung eines biometrisch-technokratischen Überwachungsstaats nach chinesischem Vorbild. Künstliche Intelligenz stellt für Klaus Schwab die nächste Evolutionsstufe des Bewusstseins dar, ordinäre Menschen mit all ihren Schwächen und Leidenschaften betrachtet er als eine Art »Auslaufmodell« der Evolution. Die Pandemie, obwohl eine der mildesten der letzten 2000 Jahre, sieht er als willkommenen Katalysator zu einer digitalen Transformation der Gesellschaft.

Durch Einsatz technologischer Verfahren soll der Mensch auf eine neue Stufe gehoben werden. »An die Stelle von Menschen sollen Cyborgs treten«, so beschreibt es der Kybernetiker Kevin Warwock in seinem Roman »I, Cyborg«. Der Autor war auch der erste, der sich einen Computerchip (RFID-Chip) in den Arm implantieren ließ.

T-Zellen: Eine bestimmte Form von weißen Blutkörperchen, die der Immunabwehr dienen. T-Zellen, auch T-Lymphozyten genannt, sind für die Erinnerungen des Immunsystems zuständig. Sie schützen uns, indem sie körperfremde Stoffe oder Mutationen in Körperzellen erkennen und eine Immunantwort geben.

Ungereimtheiten: Bezeichnet etwas, das keinen Sinn ergibt, was nicht zusammenpasst. Immer mehr Ungereimtheiten traten im Laufe der angeblichen Pandemie zutage und wurden vor allem über die sozialen Medien kommuniziert. Die öffentlich-rechtlichen Medien setzten sich mit abweichenden Meinungen und Erkenntnissen nicht auseinander. Sie denunzierten alle Kritiker der Regierung als Spinner, Verwirrte, Deppen, Schurken, Nazis oder Antisemiten.

V

Vakzine: Siehe → Impfstoffe, →Impfungen.

Vereinte Nationen (UN): Ein Zusammenschluss von 193 Staaten, der sich während des Zweiten Weltkrieges bildete. Es handelt sich um eine globale internationale Organisation, deren wichtigste Aufgaben die Sicherung des Weltfriedens, die Einhaltung des Völkerrechts, der Schutz der Menschenrechte und die Förderung der internationalen Zusammenarbeit sind. Verfassung und Rechtsgrundlage der Vereinten Nationen ist die Charta. Sie wurde 1945 auf der Konferenz von Jalta fertiggestellt und am 26. Juni 1945 durch 50 der 51 Gründungsmitglieder in San Francisco unterzeichnet. Die Bundesrepublik Deutschland trat den UN im Jahr 1973 bei. Die Vereinten Nationen haben ihren Hauptsitz in New York und drei weitere Sitze in Genf, Nairobi und Wien.

Gemäß Artikel 7 der UN-Charta setzen sich die Vereinten Nationen aus sechs Hauptorganen zusammen: Generalversammlung, UN-Sekretariat, Internationaler Gerichtshof, Sicherheitsrat, Wirtschafts- und Sozialrat sowie dem Treuhandrat. Darüber hinaus gibt es diverse Nebenorgane und Sonderorganisationen. Eine dieser Sonderorganisation der Vereinten Nationen (UNO) ist die → Weltgesundheitsorganisation WHO, eine andere der Internationale Währungsfonds (IWF). Es gibt darüberhinaus noch viele andere, doch seien diese beiden aufgrund ihrer besonderen Bedeutung im Zusammenhang mit der Coronakrise eigens erwähnt.

Der derzeitige Generalsekretär der Vereinten Nationen ist der Portugiese António Guterres. Als Mitglied der portugiesischen

Sozialistischen Partei war er von 1995 bis 2002 Premierminister von Portugal. Guterres war von 1999 bis 2005 Präsident der Sozialistischen Internationale (SI) und von 2005 bis 2015 Hochkommissar der Vereinten Nationen für Flüchtlinge. Er bekleidet das Amt des UN-Generalsekretärs seit dem 1. Januar 2017. In der Pandemie sieht er Gefahren, betonte aber auch die Chancen für einen globalen gesellschaftlichen und wirtschaftlichen Umbau von oben.

Der Organisation der Vereinten Nationen wird zunehmend vorgeworfen, nicht mehr unabhängig zu sein. Sie nimmt neben Mitgliedsbeiträgen der Staaten auch private Stiftungsgelder entgegen. Mit Hilfe einer Schenkung von einer Milliarde US-Dollar des US-Milliardärs Ted Turner wurde 1998 die private »UN Foundation« gegründet, die sich mit von ⇢ Öffentlich-Privaten Partnerschaften (PPPs) Problemen der Welt widmet. Der Einfluss privater Geldgeber, großer Konzerne, Stiftungen und Lobbys wie dem Weltwirtschaftsforum nahm in den letzten Jahrzehnten stetig zu. Dies führte soweit, dass multinationale Konzerne und andere demokratisch nicht-legitimierte Organisationen als vollwertige Akteure im sogenannten globalen *Governance*-System anerkannt wurden.

Im Jahr 2009 wurde mit der »Global Redesign Initiative« (dt. Intiative zur globalen Umgestaltung) des ⇢ Weltwirtschaftsforums WEF ein Bericht über das System der ⇢ *Global Governance* veröffentlicht, in welchem diese Forderungen artikuliert wurden. Spätestens mit der Anerkennung des WEF als internationale, gemeinnützige Organisation im Jahr 2015 wurde dies umgesetzt. Konzerne treffen die Entscheidungen, die UNO und die Regierungen setzen diese in reale Politik um. Im Jahr 2015 führten die Mitgliedsstaaten die sogenannten nachhaltigen Entwicklungsziele (Sustainable Development Goals, SDGs) der Agenda 2030 ein. Schon 2016 war der mit Abstand größte Geldgeber der sogenannten UN-Stiftung die ⇢ Bill-und-Melinda-Gates-Stiftung.

Die Vereinten Nationen (UNO) finanzierten sich ursprünglich nur aus den Mitgliedsbeiträgen, doch wurde sie von mehreren Regierungen, allen voran von der US-Regierung, systematisch finanziell ausgetrocknet. 2019 befand sich die UNO in der schwersten Finanzkrise seit Jahren. Der UN-Generalsekretär António Guterres sprach in New York von der »schlimmsten Geldkrise seit fast einem Jahrzehnt«. Ende Oktober könnten die Reserven aufgebraucht sein, warnte der UN-Chef. Für das Jahr 2019 gab es einen Haushaltsetat von 3,3 Milliarden US-Dollar. Erst 129 der 193 Mitgliedsstaaten hatten ihre Beiträge gezahlt – insgesamt etwa zwei Milliarden US-Dollar.

Am 11. Juli 2019 unterzeichneten das WEF und die Vereinten Nationen eine gemeinsame Absichtserklärung zur Intensivierung ihrer Zusammenarbeit, die den Namen »The United Nations World Economic Forum Strategic Partnership Framework for the Agenda 2030« (dt. Rahmenabkommen für die Agenda 2030 zwischen der UNO und dem WEF) trug. Diese Erklärung kam einer weiteren Entmachtung der Vereinten Nationen gleich. Sie unterwarf sich in noch größerem Maße den Konzernen, denen weitläufige Rechte eingeräumt wurden. Die Rolle, die die UNO künftig zu spielen hatte, wurde vom WEF diktiert. Im Oktober 2019 schrieben über 200 internationale

Initiativen und Organisationen einen Offenen Brief, um gegen die Unterordnung der Arbeit der UNO unter die Interessen der Konzerne zu protestieren.

Nachdem Anfang 2020 die Covid-19-Pandemie ausgebrochen war, betonte Guterres im März auf einem virtuellen G20-Gipfel, dass eine nachhaltige Weltwirtschaft entstehen müsse, sobald die Pandemie rückgängig gemacht werde, da sich die G20 verpflichtet hätte, der Weltwirtschaft über fünf ⇢ Billionen US-Dollar zuzuführen, um den Auswirkungen der Pandemie entgegenzuwirken. Am 31. März 2020 stellte er einen umfassenden sozioökonomischen Plan für gemeinsame Verantwortung und globale Solidarität vor. Ziel sei es, »den Virus zu besiegen und eine bessere Welt aufzubauen«.

Als Reaktion auf die Kritik an der ⇢ Weltgesundheitsorganisation WHO forderte der UN-Generalsekretär António Guterres am 8. April 2020 weltweite Unterstützung für die Agentur ein, die für die Ausrufung der Pandemie verantworlich gewesen war. Am 11. April 2020 rief er religiöse Führer aller Glaubensrichtungen auf, sich zusammenzuschließen, für den globalen Frieden zu arbeiten und sich auf den gemeinsamen Kampf gegen Covid-19 zu konzentrieren. Am 14. April warnte er vor einer »gefährlichen Epidemie von Fehlinformationen« während der »schwierigsten Krise seit dem Zweiten Weltkrieg«, die Millionen Menschen verängstige und klaren, eindeutigen Rat suchen lasse.

Die Friedenssicherung ist eine der Hauptaufgaben der Vereinten Nationen. Am 1. Juli 2020 verabschiedete der Sicherheitsrat eine Resolution, in der als Antwort auf die Coronapandemie ein weltweiter Waffenstillstand beschlossen wurde. Davon ausgenommen waren lediglich Militäreinsätze gegen Dschihadisten. Verlangt wurde eine »humanitäre Pause« von mindestens 90 Tagen, damit Hilfsgüter an die Menschen in den betroffenen Gebieten geliefert werden könnten. Bereits seit März 2020 wurde auf Initiative von Guterres hierüber debattiert, allerdings weigerte sich der US-amerikanische Präsident Donald Trump im UN-Sicherheitsrat hieran mitzuwirken. Unter anderem ging es um die Frage, ob die → Weltgesundheitsorganisation in einer Resolution Erwähnung finden und ihr gar eine zentrale Führungsrolle in der Pandemie zukommen solle.

Der damalige US-Präsident Donald Trump warf der WHO vor, im Sinne Chinas zu handeln und wollte jene nicht in dem Text sehen. Peking, ebenfalls Vetomacht im UN-Sicherheitsrat, bestand dagegen bis zuletzt darauf. Das mächtigste UN-Gremium zeigte sich angesichts der globalen Gesundheitsbedrohung zerstritten. Unter Leitung der Bundesrepublik, die für einen Monat lang den Vorsitz im UN-Sicherheitsrat innehatte, gab es eine Einigung. Die direkte Nennung der Weltgesundheitsorganisation wurde vermieden, stattdessen war lediglich von »allen relevanten Teilen des UN-Systems« die Rede. Gegen den Widerstand der USA verabschiedeten die Vereinten Nationen am 24. September 2020 erneut eine Resolution zur Coronapandemie, in der die führende Rolle der Weltgesundheitsorganisation bei der Bekämpfung des Coronavirus ausdrücklich erwähnt wurde. Es wurde betont, dass Multilateralismus und → *Global Governance* wesentlich sein werden, um globale Probleme auf »nachhaltige« Weise anzugehen.

Verfassungsbruch: Alle in Deutschland ergriffenen Coronamaßnahmen beruhen auf falschen Grundvoraussetzungen. Eine epidemische Lage nationaler Tragweite wurde vom Bundestag zu Unrecht festgestellt und mehrfach verlängert. Die einzig akzeptable Grundlage hierfür und somit für die gesamten Coronamaßnahmen wäre die Frage gewesen, ob das Gesundheitssystem überlastet war oder ob es drohte, überlastet zu sein. Angesichts der drakonischen Einschränkungen in die Grundrechte der Menschen, beschlossener Milliardenkredite, dem Herunterfahren einer ganzen Volkswirtschaft, hätten Fakten überprüft werden müssen. Dies ist nicht geschehen. Es fand keine ausgewogene Diskussion unter Anhörung divergierender Meinungen statt.

Verfassunggebende Versammlung: Eine Verfassunggebende Versammlung (frz. *pouvoir constituant*), manchmal auch Verfassungskonvent genannt, ist eine außerordentliche politische Institution, welche temporär eingerichtet wird, um einem Staat eine erste oder eine neue Verfassung zu geben, die den inneren und äußeren Zuständen angemessen erscheint. Die Verfassunggebende Versammlung konstituiert sich meistens in einem revolutionären Umfeld oder nach einem verlorenen Krieg.

Beispiele in der Geschichte findet man zu Beginn der Französischen Revolution, als sich die Mitglieder der Nationalversammlung in einem revolutionären Akt mit dem Ballhausschwur zur Verfassunggebenden Versammlung erklärten. In Deutschland kam 1848 die Frankfurter Nationalversammlung in der Paulskirche zusammen. 1919 tagte die Nationalversammlung nach der Revolution von 1918 in Weimar, um eine parlamentarische Verfassung zu erstellen. In Republiken oder Freistaaten bezieht die Verfasssunggebende Versammlung ihre Legitimation aus dem Gedanken der Volkssouveränität, was bedeutet, dass sich die Menschen ihre Ordnung selber geben.

Im Artikel 146 des deutschen ⇢ Grundgesetzes steht, dass nach der Wiedervereinigung Deutschlands eine gesamtdeutsche Verfassung ausgearbeitet wird. Der Paragraph wartet seit 1990 auf seine Anwendung.

Verfassungsgericht: Es ist das höchste deutsche Gericht mit Sitz in Karlsruhe. Das Bundesverfassungsgericht wacht darüber, dass Parlamente, Regierungen und Gerichte in Deutschland das Grundgesetz einhalten und kann beschlossene Urteile, Gesetze und Regierungsanordnungen wieder aufheben, wenn sie seinem Urteil nach verfassungswidrig sind.

Stephan Harbarth ist seit Juni 2020 Präsident des Bundesverfassungsgerichts. Er löste Andreas Voßkuhle ab und trat für einen rigiden Kurs in der Coronapandemie ein. Gegen Stephan Harbarths Ernennung zum Verfassungsrichter wurde bereits 2018 geklagt. Harbarth gilt als Lobbyist und CDU-Politiker, nicht als herausragender Jurist. Nachdem sich in der Bevölkerung ab 28. März 2020 massiver Protest gegen die Coronamaßnahmen formiert hatte, zudem die zwei Demonstrationen in Berlin im August 2020 sowie die Demo in Leipzig am 21. November 2020 stattgefunden hatten, verbot das Karlsruher Bundesverfassungsgericht weitere Demos in Bremen und Mannheim am 5. Dezember 2020 und lehnte einen Eilantrag der Veranstalter ab.

Am 19. Dezember 2020 fand in Karlsruhe vor dem Bundesverfassungsgericht eine Demonstration von über 50 Anwälten statt, die den derzeitigen obersten Verfassungsrichter zum Rücktritt aufforderten. Auch gingen diverse Klagen und Beschwerden beim Verfassungsgericht ein, so im März 2021 gegen eine Impfpflicht für das Gesundheitsheits- und Pflegepersonal.

Das Bundesverfassungsgericht unter der Leitung von Stephan Harbarth irritierte im November 2021 die Öffentlichkeit, weil es sämtliche Regelungen der sogenannten ⇢ Bundesnotbremse als verfassungsgemäß beurteilte. Am 30. Juni 2021, einen Tag bevor die Notbremse auslief, hatte sich Stephan Harbarth auf ein Essen bei der Bundesregierung eingefunden und sich einen stundenlangen Vortrag der damaligen Justizministerin Christine Lambrecht über schwierige Regierungsentscheidungen angehört. Kritiker warfen Stephan Harbarth im Rahmen des Urteils vor, befangen zu sein, der Regierung eine Blankovollmacht zu geben und die Gewaltenteilung auszuhebeln. Der bis dahin gute Ruf des Verfassungsgerichts und das Vertrauen in der Bevölkerung waren dahin.

Verschwörungstheorie: Der Versuch, ein bestimmtes Ereignis oder eine Entwicklung durch einen Komplott zu erklären, bei dem sich hinter den Kulissen gewisse Akteure absprechen und nach diesem nicht-öffentlichen Plan handeln. Beispiele hierfür sind die Watergate-Affäre, die Iran-Contra-Affäre, das Attentat auf den US-Präsidenten John F. Kennedy oder Verschwörungstheorien zum 11. September 2001. Manche Theorien stellten sich als erwiesenermaßen wahr heraus, andere wurden widerlegt.

Der Unterscheidung der legitimen und der absurden Theorien dienen die Begriffe Verschwörungshypothese, Verschwörungsideologie und Verschwörungsmythos. Während die Verschwörungshypothese als probates Mittel der Aufklärung betrachtet wird, zum Beispiel in der Kriminalistik, ist die Verschwörungsideologie nicht offen für Korrekturen, bei dem Verschwörungsmythos würden empirische Belege nicht zur Kenntnis genommen. Mit solchen Stereotypen können allerdings auch Kritiker des geheimen Plans schnell mundtot gemacht werden.

Der Begriff *Conspiracy Theory* (dt. Verschwörungstheorie) wurde 1967 vom US-amerikanischen Geheimdienst CIA wegen der in der Bevölkerung weitverbreiteten Zweifel an der regierungsamtlichen Erklärung des Kennedy-Attentats als politischer Kampfbegriff eingeführt, um Kritiker dieser Regierungserklärung zu diskreditieren. In dem unter der Hand verbreiteten CIA-Dokument 1035-960 empfahl die Geheimdienstbehörde ihren Medienpartnern, Kritiker in ihrem Handeln als politisch motiviert (Kommunisten) und nicht wirklich an Wahrheit interessiert dazustellen oder zu betonen, dass diese eigene finanzielle Interessen verfolgten oder schlecht recherchieren würden sowie dabei herauszustellen, dass sich die Kritiker in ihre eigenen Theorien verrannt hätten.

Auch zum Klimawandel und zum gesamten Coronakomplex gibt es konträre Ansichten. Andere Meinungen werden nicht toleriert. So wurde versucht, jegliche Opposition gegen die Coronapolitik in den Zusammenhang mit Judenfeindlichkeit zu stellen und auf diese Art und Weise zu diskreditieren. Demonstranten wurden durchweg als »rechts«, Nazis, Covidioten oder

Verschwörungstheoretiker verleumdet. Es wurde eine regelrechte Hetzkampagne in den sogenannten *Mainstream*-Medien betrieben. Verschwörungstheorien werden pauschal als wahnhaft gedeutet und damit als eine Art dummen, krankhaften und gemeingefährlichen Denkens abgetan. In den Jahren 2020, 2021 und 2022 wurde der Begriff inflationär gebraucht, wobei dies zum Ziel hatte, Aufklärung zu vereiteln, Gedanken über tiefergehende Zusammenhänge zu verhindern und eine öffentliche Debatte über die Sinnhaftigkeit der Coronamaßnahmenpolitik unmöglich und unnötig erscheinen zu lassen.

Vom Wesen her ist eine Verschwörung oft mit einem Verbrechen gekoppelt. Theorien um Verschwörungen bemühen sich daher meistens um deren Aufklärung. Verschwörungen finden im Geheimen statt. Geheime Absprachen kommen in der Politik täglich vor. Welche Strafen auch im Westen auf vermeintlichen »Geheimnisverrat« stehen, sehen wir am Beispiel Julian Assanges. Während sich das Volk über die durch ihn veröffentlichten Kriegsverbrechen empörte, lehnten die Geheimdienste deren Aufdeckung ab. Julian Assange wurde mit einer Reihe von Verdächtigungen belegt, die ihn in den Augen der Öffentlichkeit diskredieren sollten. Dies gelang nicht.

Als reine Verschwörungstheorie wird auch der Glaube an die Schaffung einer neuen Weltordnung bezeichnet, wonach Eliten, diskrete Stiftungen und Geheimgesellschaften versuchen, eine autoritäre, supranationale Weltregierung zu errichten.

Vierte industrielle Revolution: Die Bezeichnung »vierte industrielle Revolution«, wird verwendet, um zum Ausdruck zu bringen, dass wir das Computerzeitalter bereits überschreiten und durch komplexe Systeme und neue Technologien der Künstlichen Intelligenz (KI) ersetzen. Computer und Maschinen werden soweit automatisiert, dass der Mensch in diesem Prozess zurücktritt. Analog wird auch der Begriff »Industrie 4.0« verwendet, der erstmals 2011 zur Hannovermesse in die Öffentlichkeit getragen wurde.

Im Jahr 2016 schrieb Klaus Schwab, Chef des Weltwirtschaftsforums (WEF), ein Buch mit dem Titel »Die Vierte Industrielle Revolution«. Es geht um mehr als nur eine zweite Phase der »Digitalisierung«, vielmehr soll eine große Transformation eingeleitet werden, die dann ein neues Zeitalter begründet. Dies würde laut Schwab geprägt sein von der Digitalisierung aller Lebensbereiche mit allem, was technisch möglich ist mittels 5G-Technologie und künstlicher Intelligenz. Es geht um selbstfahrende Autos, 3D-Drucker, *Augmented Reality* (erweiterte Realität), Drohnen, *Tracking* (digitale Verfolgung), digitale Identitäten, Gesichtserkennung. Mit Mikrochips versehene Gegenstände schaffen hochkomplexe Strukturen und hybride Systeme. Wesentliche Bestandteile sind (teil-)autonome Maschinen, die sich ohne menschliche Steuerung in und durch Umgebungen bewegen können und selbstständig Entscheidungen treffen.

Dieser neuen Zukunftsvision voraus gingen die »erste industrielle Revolution«, die in der Mechanisierung mittels Wasser- und Dampfkraft bestand, die »zweite industrielle Revolution«, die geprägt war von der Massenfertigung mit Hilfe von Fließbändern und von Elektrizität sowie die »dritte industrielle

Revolution«, die auch als digitale Revolution bekannt ist, mit Einsatz von Elektronik und IT. Industrielle Revolutionen haben immer auch tiefgreifende und dauerhafte Veränderungen der wirtschaftlichen und sozialen Verhältnisse zur Folge.

Viren und Virus: Sehr kleine infektiöse Partikel, die zu den wichtigsten Erregern von Infektionskrankheiten bei den Menschen zählen. Der Begriff Viren geht auf den französischen Chemiker und Biologen Louis Pasteur (1822 bis 1895) zurück. Von Bakterien unterscheiden sie sich dadurch, dass sie viel kleiner sind, keinen Stoffwechsel haben und sich nicht selbstständig vermehren können. Wegen dieser fehlenden Eigenschaften werden sie nicht zu den Lebewesen gezählt.

Im Wesentlichen ist ein Virus eine Nukleinsäure, in der die Informationen zur Steuerung des Stoffwechsels einer Wirtszelle enthalten sind, insbesondere zur Vervielfältigung. Die Replikation des Virus kann nur innerhalb der Wirtszelle eines Lebewesens erfolgen. Viren kommen in zwei Erscheinungsformen vor, einmal innerhalb von Zellen eines Wirts als Nukleinsäure, welche die DNS oder RNS enthalten, und als Virionen, also als Viruspartikel, die außerhalb von Zellen umherschwirren.

Der Aufbau von Viren ist recht simpel. In der Regel besteht ein Virus aus seinem Erbgut (Genom) mit Proteinmantel (Kapsid) und manchmal noch einer Hülle.

Erbgut: Das Viruserbgut ist aus doppel- oder einzelsträngiger Nukleinsäure in Verbindung mit bestimmten Eiweißen aufgebaut. Eine Nukleinsäure ist ein kettenartiges Molekül, das je nach seinem Zuckerbaustein entweder als Desoxyribonukleinsäure (DNS) oder Ribonukleinsäure (RNS) vorliegt. Demnach unterscheidet man DNS-Viren (wie Herpes-, Pocken- oder Adenoviren) und RNS-Viren (wie Grippe-, Hepatitis-, Masern-, Corona- und HI-Viren).

Kapsid: Das ist der Proteinmantel rund um das Viren-Genom. Kapsid und Genom zusammen werden Nukleokapsid genannt. Das Kapsid schützt das Viruserbgut vor Enzymen des Wirtkörpers, welche dieses spalten und somit zerstören würden.

Hülle: Manche Viren besitzen noch eine äußere Hülle aus einer Lipiddoppelschicht. Lipide sind fettähnliche Stoffe, die sich nicht in Wasser lösen. Die äußere Hülle stammt zum Teil von der Zellmembran der Wirtszelle (ebenfalls eine Lipiddoppelschicht), in der der betreffende Virus entstanden ist. Bestandteil der Virushülle können auch spezielle Rezeptorproteine (*Spikes*) sein. Sie dienen dem Andocken und Anheften des Virus an eine Wirtszelle.

Beispiele für behüllte Viren sind Corona- und Grippeviren oder HI-Viren. Zu den »nackten« Viren, also Viren ohne Hülle, zählen unter anderem Adenoviren (häufige Erkältungserreger) und Humane Papillomviren.

Virion: Ein einzelner Viruspartikel, der sich außerhalb einer Zelle befindet. Virionen zählen nicht zu den Lebewesen (Organismen), da sie keinen eigenen Stoffwechsel haben.

Virulenz: Ansteckungsfähigkeit

W

Wellcome Trust: Der Wellcome Trust ist eine Forschungsstiftung mit Sitz in London in Großbritannien. Sie wurde 1936 vom Pharmamagnaten Henry Wellcome gegründet, um Forschungen zur Verbesserung der Gesundheit von Mensch und Tier zu finanzieren. Sie ist die weltweit finanzstärkste Stiftung nach der → Bill-und-Melinda-Gates-Stiftung. Bis in die Neunziger Jahre war sie auch Mitinhaber von weltweit agierenden Pharmafirmen. Direktor des Wellcome Trust ist seit 2013 der Infektiologe Jeremy → Farrar.

Weltgesundheitsorganisation, WHO (engl. World Health Organization): Eine Organisation der → Vereinten Nationen (UNO) für das internationale öffentliche Gesundheitswesen mit Sitz in Genf in der Schweiz. Nachdem die UNO 1945 auf einer internationalen Konferenz die Errichtung der WHO beschlossen hatte, wurde diese 1948 gegründet. Heute gehören ihr 194 Mitgliedstaaten an.

Ursprünglich war die WHO eine nützliche Initiative. Dank der von ihr vorangetriebenen Impfungen konnte 1980 die Welt von der WHO für pockenfrei erklärt werden. Die Kinderlähmung wird durch den Poliovirus verursacht, welcher das Rückenmark oder das Gehirn direkt befallen kann. 1952 und 53 waren allein in der BRD 15.000 Kinder dauerhaft gelähmt. Heute gelten dank der Schluckimpfung Amerika und Europa als poliofrei. Seither versucht die WHO, die Masern einzudämmen. Diese hoch ansteckende Infektionskrankheit befällt ebenfalls vor allem Kinder und kann neben Hautausschlag und Fieber auch schwere Verläufe verursachen und lebensbedrohlich sein. Durch groß angelegte Impfkampagnen wurde der Masernvirus in der westlichen Welt ebenfalls weit zurückgedrängt. Gegen Impfungen ist also im Allgemeinen nichts einzuwenden. Auch gegen Infektionen mit dem Influenzavirus (⇢ Grippe) wird erfolgreich geimpft. Bei epidemischen Ausbrüchen der Influenza empfiehlt die WHO Impfungen mit auf den jeweils neuen Erreger angepassten Impfstoffen.

Im Fall der ausgerufenen ⇢ Pandemie des Virus H1N1 (»Schweinegrippe«) im Jahr 2009/10 stellte die WHO allerdings fest, dass die Impfungen nur »begrenzt« geeignet waren. Sie veröffentlichten daher im März 2019 das Projekt »Global Influenza Strategy 2019-2030«, um die Entwicklung besserer Grippeimpfstoffe zu fördern. Neben Ebola, HIV und multiresistenten Keimen zählte die WHO auch Grippepandemien zu einer großen Gefahr für die Welt.

Die Weltgesundheitsorganisation wird heute zu 80 Prozent aus Spenden von privaten Geldgebern finanziert und nur zu 20 Prozent von den Mitgliedstaaten. Sie kann deswegen nicht mehr als unabhängig betrachtet werden. Auf Betreiben der USA unter der Bill-Clinton-Administration wurden 1993 die Pflichtbeiträge der WHO-Mitgliedstaaten nicht mehr regelmäßig an das Bruttoinlandsprodukt angepasst, sondern eingefroren. Das führte zu massiver Unterfinanzierung. Seither ist die WHO abhängig vom Willen der jeweiligen Regierungen, von privaten Stiftungen oder auch Pharma-Unternehmen. Von 2006 bis 2017 war die Chinesin Margaret Chan Generaldirektorin der WHO. Sie galt als Symbol für Chinas Machtzuwachs. In ihrer Amtszeit begannen zahlreiche chinafreundliche Bürokraten bei der WHO zu arbeiten. Die Pharmaindustrie sitzt seit 2001 bei der WHO in Genf mit am Tisch, ihr Einfluss nahm in der Zeit von Margarete Chan stetig zu. Dieser Branche geht es um Profite, Interessenkonflikte zwischen Gesundheit und Wirtschaft sind vorprogrammiert.

Die WHO ist seit 2007, dem Beginn des US-Finanzcrashs, durch die Internationalen Gesundheitsvorschriften (IGV) ermächtigt, Pandemien auszurufen. Ihre Mitglieder sind laut dieser Vorschriften völkerrechtlich verpflichtet, die von der WHO angeordneten Maßnahmen der Pandemiebekämpfung zu befolgen und eigene Pandemiepläne zu erstellen. Ende April 2009 wurde eine Änderung der Kriterien zur Ausrufug einer Pandemie seitens der Weltgesundheitsorganisation vorgenommen. Die vorherigen Kriterien zur Schwere der Krankheitsverläufe sowie die Zahl der Todesfälle spielten keine Rolle mehr. Diese Änderungen ermöglichten es, für die vergleichsweise harmlose Schweinegrippe die höchste Pandemiestufe auszurufen, was zu entsprechenden Konsequenzen führte (→ Profiteure der Angst).

Im Juli 2017 übernahm der Äthiopier Dr. Tedros Adhanom → Ghebreyesus (Personenverzeichnis) unter chinesischer Fürsprache die Leitung. In seinem eigenen Land bezichtigte man ihn der Korruption und warf ihm vor, Verbrechen gegen die Menschlichkeit begangen zu haben, insbesondere am Volk der Amhara. Tedros diente von 2005 bis 2016 in einem autoritären Regime in Äthiopien zuerst als Gesundheitsminister, dann als Außenminister. Dennoch wurde er für das Amt des Generaldirektors der WHO bestimmt. Bereits seit 2009 setzte er sich für die Bekämpfung von AIDS, Tuberkulose und Malaria ein, war also mit der Corona-Agenda bestens vertraut.

Wie auch die Vereinten Nationen, so war auch die WHO unterfinanziert. WHO-Projekte wurden daher meist als ⇢ *Public-Private*-Partnerschaften (PPPs) ausgestaltet. Eine dieser PPPs ist die ⇢ GAVI, die Impfallianz. Sie wurde im Januar 2000 auf dem ⇢ Weltwirtschaftsforum (WEF) in Davos gegründet. Auch hier war Bill ⇢ Gates (Personenverzeichnis) bereits als einer der Hauptsponsoren involviert.

Im gleichen Jahr, in dem Tedros Generaldirektor wurde, spendete die ⇢ Bill-und-Melinda-Gates-Stiftung der Weltgesundheitsorganisation 327 Millionen Dollar und war somit zweitgrößter Geldgeber nach der US-Regierung. Gates wurde von der WHO nun behandelt wie ein Staatschef. Er konnte von nun an die Agenda der Organisation festlegen. Insgesamt hat die Gates-Stiftung seit der Jahrtausendwende insgesamt mehr als 2,5 Milliarden Dollar gespendet. Gates konnte seine Vorstellung von Gesundheitsförderung durchsetzen. Es wurde fortan einseitig in Impfkampagnen investiert, nicht aber in die Beseitigung der sozialen Ursachen der Krankheiten.

2018 wurde das ⇢ *Global Preparedness Monitoring Board* (GPMB) von der WHO und der Weltbank für die Katastrophenvorhersage von Epidemien einberufen, um in größerem Maße auf Staats- und Regierungschefs der Welt einwirken zu können.

Während des ⇢ Event 201 im Oktober 2019, das als eine Art Vorbereitungstreffen für die weltweite Coronapolitik gilt, war zwar kein Vertreter der WHO anwesend, Michael Ryan, WHO-Direktor für Gesundheitsnotfälle und später Covid-19-Chefkrisenmanager, wurde aber per Video zugeschaltet. Der

Chef der obersten chinesischen Seuchenschutzbehörde war hingegen auch physisch anwesend.

Während des Corona-Ausbruchs spielte die WHO eine wichtige Rolle. Seit dem 21. Januar 2020 brachte sie tägliche »Coronavirus-Lageberichte« heraus und lieferte auch Daten für das ⇢ *Dashboard* der ⇢ Johns-Hopkins-Universität. Nur einen Tag später am 22. Januar 2020 wurde im Notfall-Komitee der WHO während eines *Online-Meetings* darüber diskutiert, ob aufgrund von Meldungen einiger Coronafälle der chinesischen Gesundheitsbehörde eine gesundheitliche Notlage von internationaler Tragweite (GNIT, engl. Public Health Emergency of International Concern, PHEIC) ausgerufen werden müsse. Der Direktor des Komitees, Didier Houssin, informierte die Ausschussmitglieder über ihre Rollen und Verantwortlichkeiten. Im chinesischen Wuhan gab es bereits Eindämmungsmaßnahmen. Die Mitglieder des Komitees unterstützten die Verstärkung der Maßnahmen. Am 24. Januar 2020, das parallel stattfindende WEF-Treffen war gerade zum Abschluss gekommen, meldete die WHO weltweit 25 Coronatote. Zu einem globalen Notstand passte diese Zahl überhaupt nicht, kommentierte hierzu später der Journalist Paul Schreyer. Dennoch wurde am 30. Januar 2020 der Notstand ausgerufen und am 11. März 2020 verkündete die WHO angesichts von 4.000 »Corona-Toten« eine weltweite »Pandemie«. Der PCR-Test wurde ohne Prüfung von der WHO zur Diagnostik empfohlen.

Innerhalb der WHO gibt es die ⇢ SAGE, eine Notfallberatungsgruppe, die circa 100 Wissenschaftler umfasst. Sie berät die Regierungen und hat eine zentrale Funktion in der Ausrufung und Bekämpfung von Seuchen. Die Gruppe SAGE setzt sich aus drei Abteilungen zusammen: Modellierung, die Nicht-Medikamentöse-Eingriffsgruppe und Psychologische Operationen. Mitglieder sind unter anderem der Infektiologe und Direktor des ⇢ Wellcome Trusts Jeremy Farrar sowie der Modellierer des Imperial College Neil Ferguson.

Tedros Ghebreyesus enges Verhältnis zu China irritierte. Immer wieder lobte er die dortige Politik der Pandemiebekämpfung. Den wachsenden Einfluss des Reichs der Mitte auf die WHO kritisierte der US-Präsident Donald Trump scharf. Nach Ausrufung der Coronapandemie fror die US-Regierung demonstrativ die Zahlungen an sie ein. »Die WHO hat in ihrer grundlegenden Pflicht versagt und muss zur Rechenschaft gezogen werden«, sagte Trump. Die USA würden die WHO-Maßnahmen zur Eindämmung des Virus überprüfen, bevor entschieden werde, die Beiträge vielleicht wieder zu zahlen. Diese Entscheidung wurde im Januar 2021 durch Trumps Amtsnachfolger Joe Bilden zurückgenommen.

Als Reaktion auf diese Kritik an der WHO forderte António Guterres, Generalsekretär der Vereinten Nationen, am 8. April 2020 zur weltweiten Unterstützung dieser Organisation auf, die die staatenübergreifende Reaktion ausgerufen und von Anfang an geleitet hatte.

Am 24. April 2020 wurde die Kampagne ACT-Accelerator *(Access to Covid-19 Tools Accelerator*, dt. Zugangsbeschleuniger zu Covid-19-Werkzeugen) von der WHO initiiert. Diese stellte drei Säulen der Zuständigkeit bei der Pandemiebekämpfung auf. Bei den Impfstoffen sollte die ⇢ GAVI (Globale Allianz für Impfstoffe und Immunisierung) und die ⇢ CEPI (Koalition für Innovationen in der Epidemievorbeugung) Verantwortung übernehmen, im Bereich Behandlungen die ⇢ Bill-und-Melinda-Gates Stiftung sowie der ⇢Wellcome Trust und die internationalen Einrichtung zum Erwerb von Medikamenten (Unitaid), für den Bereich der Tests sollten die Stiftung FIND und der sogenannte Global Fund zuständig sein. Außerdem gründete die WHO im Rahmen dieser Kampagne in Kooperation mit der Europäischen Kommission und der französischen Regierung im Speziellen die Initiative ⇢ COVAX, um die globale Impfstoffentwicklung zu koordinieren und um insbesondere die Bevölkerung der Entwicklungsländer mit Impfstoffen zu beliefern. Milliarden von Spenden und Hilfsgelder flossen über diese Initiativen. Es ist anzunehmen, dass sich die WHO auch dadurch in der Coronakrise refinanziert hat.

Weltwirtschaftsforum (World Economic Forum, WEF): Gegründet wurde das Weltwirtschaftsforum von Klaus Schwab. Er ist bekannt für seine alljährlichen Konferenzen im Schweizer Nobelort Davos, wo jährlich 3.000 der einflussreichsten Menschen der Welt zusammenkommen und in ein Programm mit einer großen Bandbreite an Themen eingebunden werden.

Klaus Schwab, der das Weltwirtschaftsforum 1971 mit dem Ziel gegründet hatte, die Welt verbessern zu wollen, ist geprägt von einer sehr eigenen, privaten Vorstellung von der sozialen Marktwirtschaft, also dem Gedanken, dass Unternehmen nicht nur kommerzielle, sondern auch soziale Verpflichtungen haben.

Er war nach eigenem Bekunden bereits in den Siebziger-Jahren vom *Club of Rome* beeinflusst, der ebenfalls in der Schweiz tagte und stellte deren Projekt »Grenzen des Wachstums« auf einer seiner Konferenzen vor. Mit Davos wollte er ein sogenanntes globales Dorf der globalen Machthaber schaffen. Hierzu versammelt er Regierungschefs und Wirtschaftsführer. Sie diskutieren in Hinterzimmern. Es wird viel über Klima und Umweltschutz debattiert, den meisten geht es jedoch um die Verbessserung ihrer Geschäfte. Menschen, die es gewohnt sind Macht auszuüben, bleiben in ihrer Blase. Die gleichen Menschen, die maßgeblich für die Probleme der Welt verantwortlich sind, geben dann vor, diese zu lösen. 2005 rief das Forum die Gemeinschaft der »Young Global Leaders« (dt. Junge globale Führer) ins Leben. Im Jahr 2014 zählten sie mehr als 900 Mitglieder. Jährlich werden neue Mitglieder berufen. Der ehemalige Gesundheitsminister Jens Spahn und die derzeitig amtierende Außenministerin Annalena Baerbock gehörten zum Beispiel zu den Mitgliedern.

Donald Trump, Emmanuel Macron und Theresa May blieben 2019 dem Treffen in Davos fern, stattdessen wurde die Kritikerin Greta Thunberg zum Forum eingeladen. Sie ging öffentlichkeitswirksam nicht in ein Luxushotel, sondern übernachtete im Zelt. In ihrer Rede betonte sie, unser Haus stehe in Flammen. Es wäre nicht die Zeit, höflich zu sein. Geld und Wachstum dürften nicht die Welt beherrschen. Es wäre Zeit zu handeln. Die damalige Greenpeace-Chefin und spätere Klima-Sonderbeaufragte der Bundesregierung, Jennifer Morgan, bat Schwab um eine Privataudienz. Sie schlug vor, das Weltwirtschaftsforum neu auszurichten und forderte konkrete Schritte und schnelles Handeln des Großkonzernverbands, um den Klimawandel in den Griff zu bekommen.

Auch Bundeskanzlerin Angela Merkel war anwesend und hielt einen Vortrag über die Nachwirkungen der Finanzkrise ab 2007, an der wir noch immer litten und führte mahnend den Schuldenberg auf, den nächste Generationen abzahlen müssten. Der niederländische Aktivist Rutger Bregman meldete sich in einer Diskussionsrunde zu Wort und äußerte Kritik angesichts sozialer Ungleichheiten sowie scheinheiliger Philanthropie. Es war das erste Treffen in Davos, welches medial von Kamerateams begleitet wurde.

2015 wurde das WEF als internationale, gemeinnützige Organisation anerkannt. Angesichts der Tatsache, dass es sich um die Interessenvertretung der Großkonzerne handelt, denen es bekanntlich um Profite geht, eine zynische Tat. Das Weltwirtschaftsforum steht immer wieder in der Kritik, da sein Einfluss auf die internationale Politik stetig wächst und die Organisation dabei keinerlei demokratische Legitimation hat.

Das Weltwirtschaftsforum war neben der ⇢ Bill-und-Melinda-Gates-Stiftung einer der Hauptsponsoren für das ⇢ Event 201, weshalb vermutet wird, dass Interessen und Ziele der Institutionen übereinstimmen.

Im September 2020 veröffentlichte Klaus Schwab gemeinsam mit dem Wirtschaftswissenschaftler Thierry Malleret ein Buch mit dem Titel »Covid-19 – Der große Umbruch« (eine englische Fassung erschien unter dem Titel »The ⇢ Great Reset«).

»Wir machen auf«: Mit dieser bundesweiten Aktion riefen Gewerbetreibende Anfang Januar 2021 dazu auf, ihre Betriebe trotz des *Lockdowns* zu öffnen. In einem Telegram-Kanal organisierten sich in wenigen Tagen bereits über 60.000 Unterstützer der Aktion. Für Händler und Gastronomen drohten bei einer Öffnung ihrer Geschäfte hohe Geldstrafen.

Wirtschaftskrise: Eine Phase der deutlich negativen Entwicklung des Wirtschaftswachstums. Immer wieder kommt es seit mindestens 150 Jahren zu schweren Wirtschaftskrisen, von denen die von 1857/1858, 1873 bis 1878 und die von 1929 bis 1934 in ihrer globalen Tragweite herausragten. Spätestens seit der Krise von 1873 spielten staatliche Eingriffe in die Ökonomie eine wachsende Rolle.

Die letzte große Weltwirtschaftskrise führte zum Erstarken der NSDAP mit Adolf Hitler an deren Spitze und in der Folge in den Zweiten Weltkrieg. Die Überwindung von Wirtschaftskrisen durch das Führen von Kriegen erfolgte jedoch keineswegs erstmals in den 1930er-Jahren.

Das vorherrschende Wirtschaftssystem der Nachkriegszeit beruhte in der westlich-kapitalistischen Welt auf der Theorie des Keynesianismus. Ihr zufolge wurde die Wirtschaft durch staatliche Investitionen und eine expansive Geldpolitik angekurbelt und auf diese Weise die Nachfrage nach Gütern und Dienstleistungen gesteuert. Im Juli 1944 beschlossen Repräsentanten aus 44 Staaten das System von Bretton Woods, das auf dem Goldstandard und fixierten Wechselkursen zwischen US-Dollar und anderen Währungen aufbaute.

Dieses System endete 1973 mit der Aufgabe fester Wechselkurse. Seither hat die Politik die Möglichkeit, die Ausgaben fast nach Belieben zu steigern. Die amerikanische Staatsverschuldung wuchs seitdem von 0,5 Billionen auf nun circa 30 Billionen US-Dollar. Die prozentuale Staatsverschuldung wird gemessen am Bruttoinlandsprodukt (BIP). Einer Finanzwirtschaft sollte im Idealfall immer auch eine Realwirtschaft gegenüberstehen. Der Staat pumpte seit den 1970 und 1980er Jahren allerdings immer mehr Geld in den Kreislauf der Finanzwirtschaft, zuletzt prominent in der sogenannten Bankenkrise, und die weltweite Verschuldung wuchs ins Unermessliche.

1986 trat in den USA ein Gesetz in Kraft, das den Wertpapierhandel von seinen regulativen Fesseln befreite. Die Trennung zwischen normalen Banken und Investmentbanken wurde aufgehoben, die Kontrolle von Kommissionen abgeschafft. Nun konnten die Banker mit den Geldern, die von den Kunden einbezahlt wurden, spielen und spekulieren, geradeso als wären sie Investmentbanker. Seither fand ein zunehmender Handel mit Derivaten statt. Der entfesselte Kasinokapitalismus war mitverantwortlich für die Wirtschaftskrise ab 2007. Es handelte sich um eine Banken- und Finanzkrise, die im Frühsommer mit der US-Immobilienkrise, auch *Subprime*-Krise genannt, begann. Sie führte in den USA zu einer Reihe fiskalpolitischer Maßnahmen, die ein Zusammenbrechen der Finanzbranche und der amerikanischen Industrie verhindern sollten.

Ab 2009 folgte die Eurokrise, von der die griechische Staatsschuldenkrise ein Teil darstellte. 2010 wurde die Europäische Finanzstabilisierungsfazilität (EFSF) gegründet und 2012 der nachfolgende Europäische Stabilitätsmechanismus (ESM) ins Leben gerufen, um Staatsinsolvenzen zu vermeiden. Die Krise wurde vorläufig mit einem gigantischen Bankenrettungsprogramm beendet (»Geld drucken«).

In der Folge der Krise beschloss die Bundesrepublik Anfang 2009 eine ⇢ Schuldenbremse, um die Staatsverschuldung zu begrenzen. Auch Italien führte eine Schuldenbremse ein, es gelang dem Land jedoch nicht, diese einzuhalten. Weder Frankreich noch die USA haben eine Schuldenbremse implementiert. Eine Schuldenbremse führt aufgrund des Sparzwangs und ungenügender Subventionspolitik aus keynesianischer Sicht zu dauerhafter Unterbeschäftigung und Stagnation. Die Weltwirtschaft hatte seit der Finanzkrise 2009 zwar eine Erholung erfahren, der Aufschwung im Vergleich zu früheren Erfahrungen enttäuschte jedoch, die Wachstumsraten lagen deutlich unter dem Niveau der Zeit vor der Finanzkrise. Ökonomen verglichen das Wachstum in Nachkrisenzeiten mit den tatsächlichen Entwicklungen. Die Differenz zeigte einen deutlichen Wohlstandsverlust.

Die Ausrufung der Covid-19-Pandemie zu Beginn der 2020er-Jahre überlagerte eine neue globale Wirtschaftskrise, wie der Publizist Anselm ⇢ Lenz (Personenverzeichnis) bereits im März 2020 darlegte. Der Zustand der Wirtschaft vor der Krise erklärt, warum der Virus so verheerend auf die Wirtschaft wirkte und noch wirkt. Ganze Wirtschaftszweige sowie ihre wirtschaftliche Aktivität wurden auf null zurückgefahren. Hauptsächlich aufgrund von Kontaktverboten, Geschäftsschließungen sowie Ausgangs- und Reisebeschränkungen kam es zu

Umsatzeinbrüchen und steigender Arbeitslosigkeit in besonders betroffenen Branchen. Es gab Börsencrashs in mehreren Ländern. Am 9. März 2020 kam es zum sogenannten *Corona-Crash* an der *Wall Street* in New York. Es wurde der größte Einbruch der Börsenkurse seit 1987 vermeldet. In vielen Ländern nahmen in der Folge der Schließung von Geschäften und Unternehmen Arbeitslosigkeit und Kurzarbeit zu. Durch die rigorose Unterbrechung von Lieferketten musste vielerorts die Produktion eingestellt werden.

Der Wirtschaftshistoriker Prof. Albrecht Ritschl schloss nicht aus, dass die Ausmaße der Weltwirtschaftskrise von 1929 erreicht werden. Den Stillstand der Wirtschaft könne man mit einer ⇢ Kriegswirtschaft vergleichen. Während der Weltkriege wurden auch Gaststätten, kleine Läden und Handwerksbetriebe geschlossen. Der Grund dafür war, dass man Ressourcen für die Kriegsführung freisetzen wollte.

Am 3. Dezember 2020 sprach António Guterres, Generalsekretär der Vereinten Nationen, auf einem virtuellen UN-Sondergipfel zur Covid-19-Krise und warnte: »Die extreme Armut nimmt zu; es droht eine Hungersnot. Wir stehen vor der größten globalen Rezession seit acht Jahrzehnten.« Der Internationale Währungsfonds (IWF) stellte bis zu 900 Milliarden Euro als Kredithilfen für besonders betroffene Länder zur Verfügung. In den Industrieländern wurden gewaltige Geldsummen bewegt, um ausgewählte Wirtschaftsbetriebe zu retten und um finanziell strauchelnden Bürgern zu helfen und diese ruhig zu halten. Die USA legten 2020 ein Konjunkturprogramm im Wert von 2,9 Billionen Dollar auf, im Jahr 2021 folgte ein weiteres in Höhe von 1,9 Billionen Dollar; das größte Programm zur Rettung der Wirtschaftsordnung aller Zeiten.

In Europa beschloss Ende März 2020 der EZB-Rat das zeitlich begrenzte Corona-Notkaufprogramm für Anleihen (PEPP-Programm) mit einem Umfang von anfänglichen 750 Milliarden Euro, um die Preisstabilität und die Effektivität der Geldpolitik in der Eurozone während der Covid-19-Pandemie abzusichern. Anfang Juni stockte die EZB dann ihr Ankaufprogramm um 600 Milliarden Euro auf 1,35 Billionen Euro auf, im Dezember wurde es um weitere 500 Milliarden Euro erweitert. Die Mindestlaufzeit des Kaufprogramms wurde zudem verlängert. Dieser Aufbauplan wurde dann von Ursula von der Leyen unter dem werbewirksamen Namen »Next Generation EU« (NGEU, dt. Die nächste Generation der EU) vorgestellt. Stolz kündigte sie die Billionen freigemachten Gelder mit dem Hinweis an, wir wären es unseren künftigen Generationen schuldig. Die Hilfen wurden als Kredit aufgenommen. Dieser Fonds in Höhe von 750 Milliarden Euro erstreckt sich über die Jahre 2021 bis 2023 und wurde an den EU-Haushalt von 2021 bis 2027, den 7. Mehrjährigen Finanzrahmen (MFR), gebunden. Dieser wurde zunächst auf die Höhe von 1,2 Billionen Euro festgelegt.

Der sogenannte Mehrjährige Finanzrahmen wurde erstmals mit dem Vertrag von Lissabon in das europäische Vertragsrecht aufgenommen. Der Beschluss wurde am 10. November 2020 vom Europäischen Parlament und dem Rat der Europäischen Union bestätigt. Das »NGEU-Abkommen« von 2020 ist beispiellos, da die EU zum ersten Mal in ihrer Geschichte gemeinsame europäische Staatsanleihen herausgab, um Zuschüsse und Kredite an die am stärksten betroffenen Regionen zu vergeben. Der inzwischen verstorbene, italienische Politiker und damalige Präsident des Europäischen Parlaments David Sassoli betrieb die Politik, die gemeinsame Schuldenaufnahme dauerhaft festzuschreiben.

Es wurde verkündet, dass diese Schulden ab 2027 bis 2058 schrittweise beglichen werden. Insofern werden kommende Generationen für die Schulden aufkommen, wenn es nicht vorher zu einem *Crash* mit einer sich anschließenden Wirtschafts- und Währungsreform kommt. Die Bilanzsumme der EZB verdoppelte sich innerhalb der Coronakrise schnell von vier auf acht Billionen Euro. Zum Vergleich: Im Jahr 1999 lag sie noch bei 700 Milliarden Euro. Erfahrungsgemäß kommt es zu einem *Crash*, wenn die Zentralbankbilanzsumme das Bruttosozialprodukt übersteigt. Eine Erholung der Wirtschaft erhoffte sich die Politik von der ⇢ Impfung.

YouTube: YouTube ist eine Internetplattform, auf der Benutzer kostenlos Videoclips ansehen, bewerten, kommentieren und selber hochladen können. Sie wurde von den drei ehemaligen PayPal-Mitarbeitern Chad Hurley, Steve Chen und Jawed Karim im Jahr 2005 gegründet und ist seit 2006 eine Tochterfirma des Konzerns Google. Über das YouTube-Partnerprogramm ist es Produzenten von Videos seit 2007 möglich, Geld zu verdienen. Dies wird von sogenannten *Influenzern* genutzt. Auch die sogenannten ⇢ Alternativmedien nutzen YouTube als Plattform. Wer sich jenseits der Staatsmedien informieren wollte, war auf solche Portale angewiesen.

Z

In der Coronakrise wurde jedoch eine strenge → Zensur eingeführt, die in Absprache zwischen dem Digital-Konzern und den Regierungsapparaten vorangetrieben wurde. Unzählige Videos und Kanäle von Personen wurden gelöscht, die die Maßnahmen der Regierung zum Coronavirus als unverhältnismäßig kritisiert hatten. Interviews mit Prof. Hockertz, Dr. Wodarg oder Prof. Homburg wurden heruntergenommen, aber auch ganze Kanäle gelöscht. KenFM hatte über 200.000 und Rubikon über 100.000 Abonnenten, als sie endgültig abgeschaltet wurden. Selbst der Kanal des Epidemiologen Prof. Sucharit Bhakdi besteht nicht mehr.

Sie alle sollen angeblich Fehlinformationen verbreitet und somit gegen die Richtlinien verstoßen haben. Diese unglaublichen Ereignisse erinnerten eher an Zustände wie in China. Von den Zensurmaßnahmen des US-Konzerns war auch ein *ZDF*-Video mit Prof. Matthias Schrappe von der Universität Köln betroffen. Laut Kritikern kann YouTube sich in Sachen Löschung von Videos nicht auf sogenanntes Hausrecht berufen, da die Plattform ein quasi-monopolistisches, öffentliches Medium ist. Viele Menschen wichen auf die kleineren Videoportale Odysee, Gettr, Dlive, Bit-Chute oder den Nachrichtenübermittler Telegram aus.

Zensur: Bezeichnet eine in der Regel von staatlicher Stelle vorgenommene Überprüfung und Kontrolle von Information. Die → Demokratie in ihrer modernen, in demokratisch verfassten Staaten gängigen Form schließt Zensur aus. In Deutschland ist die Zensurfreiheit in Artikel 5 Absatz 1 des Grundgesetztes festgelegt. Dort heißt es: »Eine Zensur findet nicht statt.«

Die aktuelle Realität zeigt uns allerdings ein anderes Bild. Zensur in Coronazeiten besteht unter anderem darin, dass Wissenschaftler nicht zu Wort kommen, die eine nicht gewünschte Meinung vertreten. Während das bundesdeutsche öffentlich-rechtliche Fernsehen lange für Offenheit und Ausgewogenheit in seiner Berichterstattung bekannt war, änderte sich das spätestens im Verlauf der Corona-→ Pandemie. Der zuvor renommierte Arzt und Politiker Dr. Wolfgang → Wodarg kam zum letzten Mal am 10. März 2020 in der Sendung Frontal 21 im *ZDF* zu Wort. In *Talkshows* treten seither nur Personen auf, die den Regierungskurs vertreten (→ Gehirnwäsche).

Auch im Internet findet Zensur statt. Während manche Länder wie China, Saudi-Arabien, Pakistan und der Iran den freien Zugang zu Internet und → Alternativmedien ganz untersagen, wird bei uns meist dezenter vorgegangen. Es wird unentwegt gefiltert, gelöscht und gesperrt. Facebook beschäftigte 2020 über die Bertelsmann-Firma Arvato ein rund 600 Mann starkes Team in Berlin, dass nur mit der Löschung unerwünschter Meldungen beauftragt war. Google hatte eng mit der → Weltgesundheitsorganisation und lokalen Gesundheitsbehörden zusammengearbeitet, um die »Richtlinien zu schädlichen oder gefährlichen Inhalten« zu erstellen.

Andererseits treten selbst immer mehr Nutzer das Recht auf freie Meinungsäußerung mit Füßen: Rufmord, Beleidigung und Einschüchterung mit dem Ziel, andere zum Schweigen zu bringen, stehen auf der Tagesordnung. Anfang 2022 wurde den russischen Medien *RT* und *Sputnik* verboten in der Europäischen Union zu veröffentlichen.

Zoonose: Eine Infektionskrankheit, die von Tier zu Mensch und von Mensch zu Tier übertragbar ist. Im Fall des ⇢ Coronavirus wurde behauptet, dass der Erreger Ende 2019 wahlweise von einer Fledermaus oder von einem Gürteltier auf den Menschen übergesprungen sei.

Laut Dr. Wolfgang ⇢ Wodarg (Personenverzeichnis) diente die Zoonose-Hypothese der Verschleierung, dass der Virus aus einem Labor entwichen sein könnte. Auch könne dem Virus durch Zoonose eine erhöhte Pathogenität unterstellt werden, da der Erreger für den Menschen so vermeintlich neu sei. Zoonose sei ein überflüssiger Kampfbegriff geworden.

PERSONEN-
ABC

PERSONEN-ABC

Bahner, Beate: Die Fachanwältin für Medizinrecht aus Heidelberg zog im April 2020 gegen die Corona-Verordnungen vor Gericht. Das Bundesverfassungsgericht lehnte jedoch ihren Eilantrag gegen die Coronaverordnungen ab. Aufgrund ihres Protests wurde sie von der Polizei auf der Straße angehalten und gewaltsam in eine psychiatrische Einrichtung gebracht. Während einer Demo für die Anwältin vor einer Polizeiwache am 15. April 2020 nahmen die Beamten Überwachungsbilder von 32 Personen auf und erhoben nach deren Identifizierung Anzeigen. Beate Bahner brachte sich im Verein »Anwälte für Aufklärung« ein, vertrat Opfer der Coronamaßnahmen vor Gericht und klärte in ihrem zum Bestseller avancierten Buch »Corona-Impfung: Was Ärzte und Patienten unbedingt wissen sollten« über die juristischen Grundlagen und Konsequenzen der Corona-Impfungen auf.

Ballweg, Michael: Der Stuttgarter Informationstechnologie-Unternehmer, gründete im April 2020 die deutsche Demonstrations-Initiative Querdenken 711. Der Namensteil »711« bezieht sich auf die Stuttgarter Telefonvorwahl. Michael Ballweg organisierte in Stuttgart im Frühjahr 2020 Versammlungen gegen die Coronamaßnahmen der Bundes- und Landesregierung und meldete im August 2020 zwei Demonstrationen in Berlin an, wo Hunderttausende Teilnehmer gezählt wurden. Die friedlichen Versammlungen wurden gewaltsam aufgelöst.

Ballweg geriet in die Kritik, nachdem er sich mit andren Querdenkern zu einem geheimen Treffen mit dem selbsternannten König von Deutschland Peter Fitzek in einem Restaurant im thüringischen Saalfeld traf. Das Treffen wurde bekannt, weil die Polizei einen Hinweis bekommen hatte, dass dort eine Veranstaltung stattfinde und die Corona-Auflagen missachtet würden. Die Beamten rückten aus und notierten Personalien von rund 80 Teilnehmern.

Im Frühjahr 2021 organisierte Michael Ballweg erneut eine Großdemonstration in Stuttgart und lud zum 1. August 2021 nach Berlin ein. Die Versammlung wurde von der Berliner Stadtregierung verboten, jedoch bildeten sich große spontane Umzüge durch die Stadt. Michael Ballweg gab kurz darauf bekannt, dass er sich aus der Organisation von Demonstrationen zurückziehen werde, um sich auf die Initiative *Digitaler Aktivist* zu konzentrieren und um die Entwicklung eines nicht überwachbaren Telefons voranzutreiben, dem Freiheitshandy.

Ende Juni 2022 wurden bei Michael Ballweg Hausdurchsuchungen vorgenommen. Die Strafverfolgungsbehörden hatten gegen ihn einen Fall wegen des Verdachts des Betrugs und der Geldwäsche konstruiert. Er soll demnach einen aus Spenden und Schenkungen erworbenen höheren sechsstelligen Betrag zweckwidrig für sich selbst verwendet haben. Außerdem wurde er in Untersuchungshaft im berüchtigten Gefängnis Stuttgart-Stammheim gesteckt, mit der staatsanwaltschaftlichen Begründung, dass »Fluchtgefahr« bestehe. Im Gefängnis sollte er laut Angaben seines Anwalts Dr. Alexander Christ von den Anwälten für Aufklärung für vier Wochen in Isolationshaft kommen, die dort als ⇢ Quarantäne bezeichnet wurde.

Bhakdi, Sucharit: Facharzt für Mikrobiologie und Infektionsepidemiologie. Er ist emeritierter Professor der Johannes-Gutenberg-Universität Mainz und war von 1991 bis 2012 Leiter des dortigen Instituts für Medizinische Mikrobiologie und Hygiene. Im Internet äußerte sich Bhakdi Anfang 2020 in drei kurz hintereinander veröffentlichten Videos kritisch zur von der Regierung verwendeten Datengrundlage, welche das Fundament für die verordneten Maßnahmen gegen die proklamierte Covid-19-Pandemie in Deutschland bildete. Er kritisierte, dass in den Massenmedien oft mit Infiziertenzahlen argumentiert werde, ohne nach der Schwere der Symptome zu differenzieren, und dass man Menschen als »Coronatote« klassifizierte, wenn ein positives Testergebnis vorlag, ohne die tatsächliche Todesursache zu ermitteln, selbst dann nicht, wenn multiple Vorerkrankungen andere Ursachen nahelegten. Es sei auch methodisch falsch, das Verhältnis von Toten zu Infizierten aus der Anfangszeit der Epidemie zu verwenden, um neuere Infiziertenzahlen auf zu erwartende Tode hochzurechnen.

Am 26. März 2020 verfasste Bhakdi einen fünf Fragen umfassenden Offenen Brief an die damalige Bundeskanzlerin Angela Merkel und verbreitete ihn drei Tage später öffentlich in einer

Videoansprache. Die verordneten Maßnahmen des *Lockdowns* deutete er als Verletzung der Grundrechte. Bhakdis Thesen wurden in den öffentlich-rechtlichen Medien verrissen. Sein YouTube-Kanal hatte mit den fünf Videos nach sechs Wochen knapp 50.000 Abonnenten und die Beiträge über vier Millionen Aufrufe, wobei mehr als die Hälfte auf den Vortrag des Offenen Briefes an Kanzlerin Merkel entfielen.

Am 3. Juni 2020 veröffentlichte er gemeinsam mit seiner Frau Karina Reiss ein Buch mit dem Titel »Corona Fehlalarm? Zahlen, Daten und Hintergründe«, welches das Thema kritisch beleuchtete und innerhalb weniger Tage zum Amazon- wie auch *Spiegel*-Bestseller Nr. 1 wurde. Als vorläufiger Höhepunkt einer beispiellosen Diffamierungskampagne wurde Prof. Bhakdi am 15. Dezember 2020 der alljährliche Schmähpreis das »Goldene Brett« verliehen. Bhakdi ließ aufgrund solcher und anderer Diffamierungen verkünden, er wolle Deutschland verlassen und wieder nach Thailand ziehen.

Es erschienen weitere Bücher: »Corona Unmasked: Neue Daten, Zahlen, Hintergründe« am 30. Mai 2021 und »Schreckgespenst Infektionen: Mythen, Wahn und Wirklichkeit«, welches am 5. April 2021 in einer erweiterten Ausgabe veröffentlicht wurde.

Die Generalstaatsanwaltschaft des Landes Schleswig-Holstein klagte ihn im Mai 2022 der Volksverhetzung an, weil er in einem Videointerview im April 2021 die Impfkampagne des israelischen Staats mit dem Holocaust in Verbindung gebracht hatte. Der Goldegg-Verlag, der die Bücher von Sucharit Bhakdi und

Karina Reiss verlegt hatte, kündigte nach der öffentlichen Entrüstung über Bhakdis Aussagen an, dessen Bücher nicht weiter im Verlagsprogramm führen zu wollen, wofür dieser lautstarken Beifall aus regierungsnahen Kreisen erhielt. Der bis dahin weitgehend unbekannte Verlag hatte mit der Veröffentlichung der Bestseller von Sucharit Bhakdi und Karina Reiss bereits viel Geld verdient.

Drosten, Christian: Er ist der deutsche Star-Virologe. Von 2007 bis 2017 war er Professor an der Universität Bonn. Seitdem ist er Leiter der Virologie an der Charité in Berlin. Einer seiner Forschungsschwerpunkte sind neu auftretende Viren. Bekannt wurde er einer breiten Öffentlichkeit im Zuge der Covid-19-Pandemie, unter anderem durch den *NDR*-Podcast »Coronavirus-Update«.

Drosten gehört zu den Mitentdeckern des Sars-assoziierten Coronavirus (Sars-Cov). Mit Stephan Günther gelang ihm im Jahr 2003, wenige Tage nach der Identifizierung und noch vor den *Centers for Disease Control and Prevention* (CDC) die Entwicklung eines Tests auf den neu identifizierten Virus. Seine Erkenntnisse zu Sars stellte Drosten der Welt über das Internet zur Verfügung, noch bevor sein Beitrag im Mai 2003 im *New England Journal of Medicine* erschien. Dieser Vorgang wurde unter anderem von der Zeitschrift *Nature* gewürdigt.

2009 warnte er vor dem Ausbruch der Schweinegrippe. Mit seinen Prognosen lag er daneben. Sie hatten gigantische volkswirtschaftliche Schäden und privatwirtschaftliche Gewinne zur Folge (→ Profiteure der Angst).

Als Anfang des Jahres 2020 in der chinesischen Stadt Wuhan Menschen an einem noch nicht eindeutig identifizierten Virus erkrankten, stellte er seinen an der Charité entwickelten ⇢ PCR-Test zur Verfügung, der später weltweit Anwendung fand. Von Kritikern wird die Zuverlässigkeit dieses Tests bestritten. PCR-Tests seien oft zu empfindlich und zeigten keine Infektionen an. Nur aufgrund dieses Tests waren die Maßnahmen der Politiker zu rechtfertigen.

Drosten nahm an vielen Pressekonferenzen der Regierung teil. So beeinflusste er mit seiner Einschätzung weitreichende politische Entscheidungen wie zum Beispiel die Maskentragepflicht, das Aussetzen des regulären Schulunterrichtes oder die Schließung der Gastronomie. Ihm wird vorgeworfen, das es Interessenkonflikte gäbe und seinen Positionen ein erfolgreiches Geschäftsmodell zugrunde liegen würde. Olfert Landt, ein langjähriger Partner und einer der regelmäßigen Mitautoren von Drostens Studien, auch der Corona-PCR-Studie, ist Inhaber der Berliner Biotech-Firma TIB Molbiol Syntheselabor GmbH. Bei Pandemien und Infektionsausbrüchen arbeiten die beiden Hand in Hand. Drosten entwickelt den PCR-Test und Olfert produziert und vertreibt die Test-Kits. Bereits 2002/2003 war das der Fall für Sars, 2011 für das sogenannte Ehec, 2012 für Mers, 2016 für den Zika-Virus und 2017 für Gelbfieber. Ebenso bei Corona. Bereits zu Beginn 2020 stellte die Firma Test-Kits für 1,5 Millionen Euro pro Woche her. Im Februar wurde der Umsatz verdreifacht.

Im März 2021 betonte Drosten, dass er nur einer von vielen Wissenschaftlern sei, welche die Bundesregierung zu Rate ziehe, die Hauptrolle komme dabei dem Robert-Koch-Institut zu, insbesondere habe er nicht über die Notwendigkeit von Maßnahmen wie einer Ausgangssperre mit der Regierung gesprochen. Nachdem er sich aus *Talkshows* zurückgezogen hatte, da er nicht als »Comicfigur« in die Geschichte eingehen wollte, übernahm Lothar Wieler, der Chef des RKI, die Hauptrolle im öffentlich-rechtlichen Fernsehen. Drosten betrieb jedoch weiterhin seinen Podcast (Audiokommentar) im *NDR*.

Am 29. April 2020 veröffentlichte das Institut für Virologie an der Berliner Charité eine Studie über ansteckende Kinder mit weitreichenden politischen Konsequenzen. Sein Forscherteam behauptete, dass Kinder genauso ansteckend seien wie Erwachsene. Drosten lag mit dieser Studie komplett daneben, wie sich später herausstellte.

Obwohl viele seiner Ergebnisse und Aussagen sehr fragwürdig sind, wurde er im Jahr 2005 mit dem Bundesverdienstkreuz am Bande und im Jahr 2020 im Schloss Bellevue vom damaligen Bundespräsidenten Frank-Walter Steinmeier mit dem Bundesverdienstkreuz erster Klasse ausgezeichnet.

Inzwischen wird angezweifelt, dass Dr. Drosten seinen Doktortitel zu Recht trägt. Nachforschungen ergaben, dass in der Frankfurter Goethe-Universität kein einziges Exemplar seiner Doktorarbeit auffindbar ist. Der Pressesprecher der Universität gab an, die Exemplare seien bei einem Wasserschaden beschädigt worden, dies revidierte er später und verstrickte sich in Widersprüche. Auch die Deutsche Nationalbibliothek verfügte vor 2020 über kein einziges Exemplar. Zwischen 2000 und

2003 ließ sich kein Eintrag finden. Er wird nun von einigen scherzhaft »Dr. Osten« genannt oder auch als postmoderner Hauptmann von Köpenick bezeichnet. Inzwischen laufen mehrere Klagen gegen Christian Drosten.

Im Februar 2022 stand Drosten außerdem in der Kritik, gemeinsam mit anderen Wissenschaftlern den Ursprung des Coronavirus aus dem Labor in Wuhan bewusst und in Absprachen verschleiert zu haben.

Farrar, Jeremy: Der britische Infektiologe Jeremy Farrar war als Professor für Tropenmedizin in Oxford tätig und ist seit 2013 Direktor des ⇢ Wellcome Trust. Er ist auch Mitglied der WHO-Notfallberatungsgruppe ⇢ SAGE und seit 2018 Mitglied im ⇢ *Global Preparedness Monitoring Board* (GPMB). Immer wieder warnte er vehement vor der Gefährlichkeit der Mutationen des Coronavirus.

Fauci, Anthony: Direktor des US-amerikanischen Nationalen Instituts für Allergien und ansteckende Krankheiten (NIAID), Berater von sechs Präsidenten und deren Regierungen auf den Gebieten der Bio-Gefährdung sowie der Infektion mit HIV und anderen Viren. Mit seinen öffentlichen Aussagen wurde er als Gegenpart zum damaligen US-Präsidenten Donald Trump wahrgenommen. Im Januar 2017 warnte er kurz vor dessen Amtseinführung, der kommende Präsident würde in seiner Amtszeit ohne Zweifel mit einem überraschenden Ausbruch einer neuen Infektionskrankheit konfrontiert sein. Auch während eines Forums zur Vorbereitung auf Pandemien an der Georgetown-Universität machte er derartige Voraussagen. Ging es ihm um stärkere finanzielle Zuwendungen oder hatte er tatsächlich Informationen über zukünftige Pandemien?

Seine Verstrickungen mit der Pharmaindustrie, die Kollaboration mit Bill Gates und den Geheimdiensten, sein Einfluss auf Politik und Medien, auf Wissenschaftler und Ärzte werden im Buch von Robert F. Kennedy Jr. mit dem Titel »The Real Anthony Fauci: Bill Gates, Big Pharma, and the Global War on Democracy and Public Health« (dt.: Das wahre Gesicht des Dr. Fauci: Bill Gates, die Pharmaindustrie und der globale Krieg gegen Demokratie und Gesundheit) aufgezeigt. Es wurde nachgewiesen, dass Anthony Fauci illegale *Gain-of-Function*-Forschung in den Laboren in Wuhan mit US-Geldern versorgt hatte.

Ferguson, Neil: Er ist Epidemiologe am Imperial College London, und Mitglied der WHO-Notfallberatungsgruppe ⇢ SAGE. Er und sein Team arbeiteten jene Modellierungen aus, nach denen es über zwei Millionen Tote durch den Virus geben würde. Hierauf berief sich die Politik und verhängte in Großbritannien, Frankreich und den USA den pandemischen Notstand.

Füllmich, Reiner: Der Göttinger Anwalt hat erfolgreich gegen die Deutsche Bank geklagt und Prozesse gegen andere Großunternehmen geführt. Er ist ein prägendes Mitglied in der ⇢ Stiftung Corona-Ausschuss.

In einer ersten Klage vertrat er Wolfgang Wodarg gegen die Internetplattform Volksverpetzer, die behauptet hatte, Wodarg würde lügen, wenn er behaupte, dass PCR-Tests ungeeignet seien für den Nachweis von Infektionen. Später reichte er eine

Zivilklage der Berliner Karaokebar Green Mango gegen Christian Drosten ein, in der er auf 19 Seiten darlegte, dass jener durch seine Verbreitung von Fehlinformationen maßgeblich für die Ausrufung einer Scheinpandemie und den *Lockdown* sowie für Millionenschäden verantwortlich war. Diese Klage sollte dem Ziel nach weitere Klagen anderer Geschädigter nach sich ziehen. Parallel dazu wurde auch in Amerika von einer Gruppe von Anwälten im Umfeld Robert F. Kennedy Jr.s und der *Children's Health Defense* (CHD) ein sogenannter *class action lawsuit*, also eine Sammelklage gegen Drosten und Wieler eingereicht. Die erste Klage lief in Kanada, jedoch ohne Erfolg.

Gao, George Fu: Virologe und Direktor des *Wuhan Centre for Disease Control and Prevention* (WHCDC), der Seuchenschutzbehörde Chinas, veröffentlichte am 20. Januar 2020 eine Arbeit mit dem Titel »A Novel Coronavirus from Patients with Pneumonia in China, 2019« (dt. Ein neuer Coronavirus bei Patienten mit Lungenentzündungen in China, 2019). Am 24. Januar 2020 publizierte er eine weitere Arbeit mit dem Titel »A Novel Coronavirus Outbreak of Global Health Concern« (dt. Ein neuer Ausbruch des Coronavirus von globaler Tragweite). Er schaffte so die Grundlage mit wissenschaftlichem Anstrich für die Ausrufung einer Pandemie durch die WHO.

Die *ExpressZeitung* kommentierte dies in einem Videofeature wie folgt: »Da saß Gao im Oktober 2019 noch in einer Übung über eine Epidemie (→ Event 201) über einen fiktiven neuen Coronavirus und drei Monate später erfüllte sich die Prophezeiung, und er veröffentlichte eine Arbeit über genau diesen Erreger. Die Labore der chinesischen Seuchenstelle WHCDC befanden sich also unter der Kontrolle jenes Direktors, der schon an der Übung der Gates-Stiftung teilgenommen hatte.« Im Januar war das Team, dem er angehörte, das erste, das Sars-Cov-2 aus einem schweren akuten respiratorischen Syndrom isolierte und sequenzierte. Sein Team leistete auch einen maßgeblichen Beitrag zu einer gemeinsamen Mission chinesischer und internationaler Forscher, die unter der Schirmherrschaft der WHO einen wegweisenden Bericht veröffentlichten, nachdem sie China bereist hatten, um die Reaktion auf die Epidemie besser zu verstehen. Befragt nach den Maßnahmen, die in dieser gefährlichen Pandemiestimmung nun umzusetzen seien, nannte er die Soziale Distanzierung (→*Social Distancing*), die Isolation von Kranken, Kontaktfälle in → Quarantäne zu begeben, alle Versammlungen zu verbieten und Kontrolleure und Koordinatoren einzubeziehen. Auch ist er ein Befürworter der Maskenpflicht und sorgte wohl für deren Einführung, woraufhin auch die WHO umschwenkte. Auch ist er Befürworter der allgemeinen auf offener Straße eingesetzten Fiebermessung und meint, hiermit die sogenannte Pandemie eindämmen zu können. In Wuhan wurden fortan Personen mit positiven Testergebnissen, die aber asymptomatisch waren, in Ad-hoc-Einrichtungen unter Quarantäne gestellt. Besuche von Verwandten waren verboten. Es wurden Feldkrankenhäuser gebaut und Stadien in Krankenhäuser verwandelt. Wuhan und später Shanghai wurden zu riesigen Gefängnissen.

Gates, Bill: Milliardär und mit einem Vermögen von 128 Milliarden Dollar der viertreichste Mensch der Welt. Er gründete 1975 das Unternehmen Microsoft. Sein Vater war amerikanischer Anwalt, »Philanthrop« und Buchautor. 1994 ehelichte Bill

Gates die Programmiererin Melinda Gates (geborene French), die sich 2021 von ihm scheiden ließ.

1995 gründete Bill Gates die William-H.-Gates-Stiftung, die von seinem Vater geführt wurde. 1999 wurde sie in → Bill-und-Melinda-Gates-Stiftung umbenannt. Stiftungen müssen einem wohltätigen Zweck dienen, und so verschrieb sich Gates der Verbesserung der Gesundheitsversorgung und der Bekämpfung von extremer Armut. Schwerpunkt der Stiftungstätigkeiten ist nach eigenen Angaben die Bekämpfung von Malaria, Tuberkulose, Diphterie, Keuchhusten, Masern, Gelbfieber, Kinderlähmung und AIDS. Der »Philanthrop« Bill Gates interessiert sich ebenfalls für die Stichpunkte Bevölkerungskontrolle und Bevölkerungsreduktion.

Das Thema der Weltbevölkerung findet allgemeine internationale Beachtung und die Vereinten Nationen veranstalteten diesbezüglich mehrer Weltbevölkerungskonferenzen (engl.: International Conference on Population and Development, ICPD), so zum Beispiel 1994 in Kairo. Programme wurden gestartet, um den Menschen Zugang zu Sexualaufklärung, Empfängnisverhütung und Familienplanung, zum Schutz vor HIV und AIDS sowie zur Gesundheitsversorgung rund um Schwangerschaft und Geburt zu ermöglichen. Auf diesen Zug sprang Bill Gates auf.

1999 wurde das »Bill-und-Melinda-Gates-Institut für Bevölkerung und gesunde Fortpflanzung« an der Johns-Hopkins-Hochschule für Hygiene und öffentliche Gesundheit mit einem Zuschuss von 20 Millionen US-Dollar von der Gates-Stiftung gegründet. Seit seiner Gründung verfolgt das Institut aktiv seine Hauptaufgabe, Einfluss auf Entwicklungsländer zu nehmen, um zukünftige »Bevölkerungsexplosionen« einzudämmen.

Am 29. Januar 2010 initiierte Bill Gates auf dem ⇢Weltwirtschaftsforum in Davos die ⇢ Globale Allianz für Impfstoffe und Immunisierung (GAVI) und spendete 350 Millionen Euro aus dem Budget der ⇢ Bill-und-Melinda-Gates-Stiftung dafür. Gleichzeitig gaben Bill und Melinda Gates dort in einem Vortrag bekannt, dass ihre Stiftung in den nächsten 10 Jahren insgesamt 10 Milliarden US-Dollar für die Entwicklung und Verbreitung von Impfstoffen zur Verfügung stellen würde.

Gates zog sich seit 2006 schrittweise aus dem Tagesgeschäft des Softwarekonzerns zurück, um sich als Philanthrop und Weltverbesserer verstärkt der sozialen Arbeit widmen zu können. Damals war er laut Forbes-Liste noch der reichste Mann der Welt. Er arbeitete mit dem »Globalen Fonds« zusammen, der sich für die Bekämpfung der drei großen Infektionskrankheiten AIDS, Tuberkulose und Malaria einsetzte.

Eine weitere philanthropische Kampagne wurde im Juni 2010 mit »The Giving Pledge« ins Leben gerufen. Beteiligt war neben Bill Gates auch Warren Buffett. Im Rahmen dieser Kampagne spendete Gates 2011 ein Drittel seines Vermögens (knapp 28 Milliarden US-Dollar) an die ⇢ Bill-und-Melinda-Gates-Stiftung. Warren Buffett spendete 31 Milliarden US-Dollar. Bis 2018 hatte Gates über 36 Milliarden US-Dollar an seine Stiftung übertragen und angekündigt, bis zu seinem Lebensende 95 Prozent seines Vermögens an sie überschreiben zu wollen.

Im März 2011 erhielt der *BBC World Service Trust* 20 Millionen US-Dollar von der Gates-Stiftung. Auf diese Weise kann die Stiftung Einfluss auf die Veröffentlichung und Verbreitung von Informationen, in diesem Fall in Indien, nehmen. Außerdem hat die Stiftung bereits rund 320 Millionen US-Dollar Zuschüsse an Medienorganisationen wie *Spiegel*, *ABC* und *PBS* vergeben, um die Berichterstattung über globale Gesundheits- und Entwicklungsprobleme in ihrem Sinn zu verbessern und zu gestalten, wie Journalisten des US-Nachrichtenportals *Mintpress* 2021 herausfanden.

Gates wird von den Staatschefs der Welt empfangen und als Wohltäter gelobt. Im Januar 2015 empfing ihn die damalige Bundeskanzlerin Angela Merkel auf der ⇢ GAVI-Geberkonferenz in Berlin, wobei Bill Gates selbst der Erfinder dieses Treffens für Pharmakonzerne und Regierungen war. Auch Tedros Ghebreyesus, Generaldirektor der WHO, war als Gast geladen. 750 Milliarden Dollar flossen dabei in die Töpfe der sogenannten Impfallianz, welche damit von 2016 bis 2020 jedes Kind impfen wollte. »Innovationen sind wichtiger denn je«, sagte Gates und pries ein neues Verfahren namens *Gene-Drive* an, bei dem die DNS von Mücken so verändert werde, dass diese Malaria nicht mehr übertragen könne. Auch die Bill-und-Melinda-Gates Stiftung experimentiere mit diesem Verfahren. Kritische Ärzte demonstrierten derweil vor dem Kongresszentrum in Berlin mit einem »Glücksrad« der Pharmaindustrie, die immer gewinne.

Im März 2015 verkündete Gates in einem TED-Talk, einer US-Internetseite, auf der in Videos technologische Erfindungen und neuartige Gefühlsverstimmungen vorgestellt werden, dass von Krankheitserregern heutzutage eine größere Gefahr ausgehe als von Atomraketen und militärischen Konflikten.

2017 wurde auf dem Treffen des Weltwirtschaftsforums in Davos die ⇢CEPI von Bill Gates und anderen Vertretern der Pharmaindustrie gegründet, um die Entwicklung von ⇢Impfstoffen voranzutreiben, zu finanzieren und zu koordinieren. Auf der Münchner Sicherheitskonferenz im Februar 2017 war Bill Gates ebenfalls anwesend und hielt eine Rede. Hier warnte er vor einer Pandemie durch einen Erreger, der mehr als 30 Millionen Menschen in weniger als einem Jahr töten könnte, unabhängig davon, ob dieser Erreger eine Laune der Natur wäre oder das Werk eines Terroristen. In diesem Zusammenhang warb er für die einen Monat zuvor gegründete ⇢ CEPI.

Auch in die ⇢ Weltgesundheitsorganisation kaufte sich Gates im Jahr 2017 ein. Die ⇢ Bill-und-Melinda-Gates-Stiftung spendete 327 Millionen Dollar und war somit zweitgrößter Sponsor nach der US-Regierung. Gates wurde von dieser nun behandelt wie ein Staatschef und konnte die Agenda der überstaatlichen Organisation mitbestimmen.

2018 erhielt die deutsche Nachrichtenillustrierte *Der Spiegel* nach eigenen Angaben von der Bill-und-Melinda-Gates-Stiftung 2,3 Millionen Euro, 2021 wiederholte sich diese Zahlung. Die Zahlungen fließen für das Projekt Globale Gesellschaft, bei dem laut *Spiegel* Themen behandelt werden, die die Gesellschaften weltweit spalten. Am 19. April 2018 fand auch ein Gespräch zwischen dem CDU-Politiker Jens ⇢ Spahn, der einen Monat zuvor zum Bundesgesundheitsminister berufenen worden war und Bill Gates zur globalen Gesundheitspolitik statt. Auf diese Art und Weise nimmt Gates wohl in allen Staaten der Welt Einfluss auf die Politik und die Medienkonzerne.

2019 prognostizierte Bill Gates in einer *Netflix*-Dokumentation einen Coronavirus-ähnlichen Ausbruch, der seinen Ursprung auf einem chinesischen Tiermarkt in Wuhan haben würde. Er sagte, die Welt sei schlecht vorbereitet, um mit einer solchen Pandemie fertig zu werden. Es würden Millionen Menschen umkommen. Auch in vielen anderen Videos und in Vorträgen machte er solche Vorhersagen. Aufgrund der zu erwartenden Millionen von Toten benötige die Welt einen universell wirksamen Impfstoff, den er entwickeln lassen würde.

Wir sehen, wie Bill Gates im Vorfeld der »Coronapandemie« die Werbetrommel rührte. Er trat als Sponsor und Philanthrop auf, wobei es ihm gelang, andere Milliardäre und Staaten mit an Bord zu holen und unter dem Deckmantel der Gemeinnützigkeit gigantische Summen zu akquirieren. Bill Gates hatte alle Hebel in Bewegung gesetzt und eine Maschinerie zum Laufen gebracht. Zwar hatte Gates am ⇢Event 201 nicht teilgenommen, jedoch war seine ⇢ Bill-und-Melinda-Gates-Stiftung eine der Hauptsponsoren des Planspiels.

Im Februar 2020, als die sogenannte Pandemie in Deutschland noch gar nicht angekommen war, gab Bill Gates bereits bekannt, 100 Millionen Dollar zur Bekämpfung des ⇢ Coronavirus spenden zu wollen. Hierbei sollten 20 Millionen US-Dollar an ausgewählte Gesundheitsbehörden in Afrika und Südasien gehen.

Im Juni 2020 rief die EU-Kommission unter Leitung von Ursula von der Leyen in Zusammenarbeit mit der Gates-Stiftung eine Geberkonferenz unter dem Namen »Coronavirus: Globale Krisenreaktion« ein, an der 40 Staaten und private Organisationen teilnahmen. Es wurden 7,4 Milliarden Euro eingesammelt. Genau die Summe, die nach Angaben eines Beratergremiums der → Weltgesundheitsorganisation, dem → GPMB, notwendig sei, um angemessen auf die →Pandemie zu reagieren. Es sind unsere Steuergelder. Das Geld floss auf intransparente Weise an Organisationen, die von Bill Gates und dem → Weltwirtschaftsforum eingesetzt und finanziert wurden.

Im Juli 2020 sagte Gates in einem Interview: »Aber ihr habt keine Wahl. Die Leute tun so, als hätten sie eine Wahl! An die ganze Welt: Normalität kommt nur zurück, wenn wir die gesamte Weltbevölkerung geimpft haben«. Es war eine Kriegserklärung an die Menschheit. Eine Machtdemonstration, sich seinem Willen zu unterwerfen.

Im Dezember 2020 stellte die → Bill-und-Melinda-Gates-Stiftung mehr als 250 Millionen US-Dollar zur Verfügung, um die Entwicklung und Verteilung von Covid-19-Tests, -Behandlungen und -Impfstoffen voranzubringen. Bill Gates ist der Meinung, dass Impfstoffe patentiert bleiben sollten. Nur wenn Firmen Gewinne machen könnten, nähmen sie die hohen Forschungskosten überhaupt auf sich. Angela Merkel vertrat die gleiche Ansicht.

Am 20. Mai 2021 ließen sich Bill und Melinda Gates scheiden, nachdem die Ehe bereits länger »gekriselt« hatte. Er soll im

Jahr 2000 eine Affäre mit einer Angestellten gehabt haben. Auch hatte er sich vor Jahren mit dem Sexualstraftäter Jeffrey Epstein getroffen und soll in dessen Privatjet, dem Lolita-Express, geflogen sein. Melinda Gates kündigte nach der Scheidung an, ihr Geld aus der Gates-Stiftung abzuziehen und ihr Vermögen »in sozialen Zusammenhängen« einsetzen zu wollen. Er hingegen gibt sich weiterhin philanthropisch und kündigt im Juli 2022 an, weitere 20 Milliarden US-Dollar an seine Stiftung spenden zu wollen, was in etwas ein Fünftel seines Privatvermögens ausmacht.

Ioannidis, John: Auch in den USA gab es von Anfang an kritische Stimmen. Professor John Ioannidis ist ein griechisch-amerikanischer Gesundheitswissenschaftler und Statistiker. Er ist Professor für Medizin und Professor für Epidemiologie und Bevölkerungsgesundheit an der medizinischen Fakultät der Stanford Universität, außerdem ist er Co-Direktor des Innovationszentrums für Metaforschung in Stanford.

Im März 2020 kritisierte Ioannidis in einem Editorial auf der Internetseite *Stat News* den Mangel an empirischen Belegen bei der politischen Entscheidungsfindung in der weltweiten Reaktion auf die Covid-19-Pandemie und nannte sie ein »Evidenz-Fiasko, wie es in einem Jahrhundert nur einmal vorkommt«. In einem Interview bezeichnete Ioannidis die Szenarien von 40 Millionen Todesfällen weltweit und über zwei Millionen Todesfällen in den Vereinigten Staaten im Falle eines Nichttuns für »augenscheinlich *Science-Fiction*«. Er kam in einer Stanford-Studie, die im Santa Clara County in Kalifornien durchgeführt wurde, zu dem Ergebnis, dass der ⇢ Coronavirus nicht gefährlicher ist als Influenzaviren. In acht Interview-Episoden mit dem Titel »Perspectives on the Pandemic« (dt. Perspektiven auf die weltweite Seuche) berichtete er über die Ergebnisse der Studie auf ⇢ Youtube. Wie zu erwarten, wurde die Studie reflexartig von regierungstreuen Experten in Zweifel gezogen, und auch das RKI winkte ab, wenn es darum ging, die tatsächlichen Infektionszahlen zu ermitteln. Davon hielt ihr Leiter Lothar ⇢ Wieler nichts. Es wurde lieber weiterhin mit einer vermeintlichen Gefährlichkeit Angst geschürt und der *Lockdown* verlängert, damit die Bürger die Glaubwürdigkeit der Politiker nicht in Frage stellten.

Am 14. Oktober 2020 erschien von ihm eine weitere Corona-Studie, nach der bereits mehr als 500 Millionen Menschen weltweit mit Covid-19 in Kontakt gekommen sein sollten. In Deutschland hätte es demnach statt der 400.000 laborbestätigten Covid-19-Fälle um die vier Millionen Menschen gegeben, die ohne größere Probleme eine Immunität erworben hätten. Wenn wöchentlich in Deutschland etwa eine Million Menschen getestet werden, wüsste man eben über die restlichen 81 Millionen nichts, so Ioannidis. Die Infektionssterblichkeit läge im Median bei nur 0,23 Prozent. Diese Studie wurde von der Weltgesundheitsorganisation publiziert. Ende Januar 2022 veröffentliche Professor John Ioannidis den Aufruf »Rettet die Demokratie vor der Pandemie«, worin er den Abbau von Freiheiten und der Gewaltenteilung beschrieb, vor Gräueltaten durch die Regierung warnte und soziale Unruhen und Revolutionen vorhersagte.

Kaiser, Gunnar: Schriftsteller und Philosoph. Nach Kurzgeschichten und Gedichten erschien 2018 sein Debütroman

»Unter der Haut«, der in sechs Sprachen übersetzt wurde. Kaiser war seit Beginn der Coronakrise ein Kritiker des Maßnahmenregimes. Im September 2020 initiierte er gemeinsam mit Milosz Matuschek den ⇢ Appell für freie Debattenräume, der sich gegen ⇢ *Cancel Culture* einsetzte.

Bekannt wurde er vor allem als Betreiber des Youtube-Kanals *KaiserTV* mit gegenwärtig (Juli 2022) rund 260.000 Abonnenten. Im Mai 2021 kündigte Gunnar Kaiser seine Stelle als Deutsch- und Philosophielehrer, um sich ganz der Aufgabe zu widmen, eine bessere Welt, insbesondere für Schüler, zu schaffen. Zuvor hatte er sich unter dem Hashtag #ichmachdanichtmit mit anderen Lehrern zusammengeschlossen.

Kaiser veröffentlichte mehrere Bücher über den Corona-Komplex. »Wie konnte es nur so weit kommen?« erschien im Verlag Sodenkamp & Lenz im Jahr 2021. Es folgte das Buch »Die Ethik des Impfens: Über die Wiedergewinnung der Mündigkeit«, erschienen im Europa Verlag 2022. Mit dem Buch »Der Kult«, veröffentlicht im Rubikon Verlag, ebenfalls im Jahr 2022, gelang ihm ein Bestseller. Das Buch beschäftigt sich mit der Frage, warum gute Menschen Böses tun und warum wir unsere Freiheiten so widerstandslos hergeben.

Anfang 2022 wurde bei Kaiser eine Krebserkrankung diagnostiziert, die er mit einer Chemotherapie behandeln ließ. Mit dem Film »Gunnar Unchained – Ein Mann sieht Quark«, setzte er sich mit der Kritik der sogenannten »WDR Science Cops« an seiner Arbeit auseinander.

Kekulé, Alexander: Er war seit 1999 Inhaber des Lehrstuhls für Medizinische Mikrobiologie und Virologie der Martin-Luther-Universität Halle-Wittenberg und Direktor des Instituts für Medizinische Mikrobiologie des Universitätsklinikums Halle (Saale).

Nach dem Studium der Philosophie, der Biochemie und der Humanmedizin an der Freien Universität in Berlin und an der Ludwig-Maximilians-Universität in München machte Alexander Kekulé Karriere. 1988 arbeitete er für die Unternehmensberatung McKinsey in New York City. Er forschte im Max-Planck-Institut für Biochemie in München. 1993 habilitierte er sich im Fach Medizinische Mikrobiologie und Virologie an der Technischen Universität München. Seine Forschungsschwerpunkte sind Infektionskrankheiten, biologischer Bevölkerungsschutz und Bioethik. Kekulé ist Mehrheitsgesellschafter und Geschäftsführer des Instituts für biologische Sicherheitsforschung (IBS) in Halle, das 2006 nach eigenen Angaben zur Erforschung, Entwicklung und Vermarktung biologischer und medizinischer Innovationen mit dem Schwerpunkt biologische Sicherheit gegründet wurde.

Im Jahr 2003 verfasste er einen Beitrag über Biowaffen im Irak mit dem Titel »Bio-Tod in 45 Minuten? – Fakten und Fiktionen zum irakischen Biowaffenprogramm«, welcher im Buch »Brandherd Irak: US-Hegemonieanspruch, die UNO und die Rolle Europas« veröffentlicht wurde. Bekanntlich erwies sich das angebliche Biowaffenarsenal nach dem Irakkrieg als Lüge. Im Jahr 2006 schrieb er einen Bericht der staatlichen Schutzkommission mit dem Titel »Schutz der Bevölkerung vor neu auftretenden Influenzaviren«. Hierin warnte er vor Gefahren einer Influenzapandemie, die im Gegensatz zur Vogelgrippe ganz andere Ausmaße annehmen könne und machte darauf aufmerksam, dass es für ein *Worst-Case*-Szenario nach dem Vorbild der Spanischen Grippe von 1918 keine adäquaten Planungen gäbe. Pandemieplanung war schon damals ein Schwerpunkt seiner Tätigkeit. Zuletzt veröffentlichte er 2015 als Repräsentant des Instituts für biologische Sicherheitsforschung eine Analyse der Ebola-Epidemie in Westafrika und empfahl Maßnahmen für eine bessere Handhabung zukünftiger Ausbrüche von Infektionskrankheiten.

Ab März 2020 verbreitete er öffentlichkeitswirksam seine regierungsnahen Ansichten zur Coronapandemie über die mehrmals wöchentlich ausgestrahlte *MDR*-Sendung »Kekulés Corona-Kompass«. Von Anbeginn des Corona-Ausbruchs in Deutschland vertrat er die folgenden Standpunkte: Unabhängig von den Infektionszahlen sei der ⇢ Coronavirus zehnmal so tödlich wie die Grippe. Es gäbe keine Immunität in der Bevölkerung, weder durch bewältigte Infektionen noch durch Impfung, da noch kein Impfstoff entwickelt sei. Er forderte Einreisekontrollen an den Flughäfen und missbilligte, dass Gesundheitsminister Jens ⇢ Spahn sie zunächst abgelehnt hatte, obwohl sie in anderen Ländern bereits umgesetzt waren. Zum Thema Mundschutz hieß es zunächst, das wäre »Quatsch«, der schütze nur davor, dass der Operateur das Umfeld kontaminiere. Die Masken seien nicht in der Lage Viren abzuhalten.

Nach dem ersten *Lockdown* ließ Kekulé verlauten, man dürfe nicht versäumen, die Faktoren zu untersuchen, die dazu geführt hätten, in die Grundrechte einzugreifen, um diese auch wieder zulassen zu können. Er war aber ein Befürworter von Maßnahmen wie dem »Smart Distancing« (⇢ *Social Distancing*) und änderte wie alle anderen Experten seine Meinung zum Tragen von Masken; diese seien notwendig, um so schnell wie möglich durch die Pandemie zu kommen. Kekulé sagte im Gespräch mit dem *Deutschlandfunk* im Mai 2020, er sei ebenso wie Drosten der Meinung, dass Kinder genauso ansteckend wie Erwachsene seien, es läge aber noch im Bereich »des Glaubens«.

Alexander Kekulé plädierte im November 2021 für eine Covid-Impflicht für Pflegekräfte, einer allgemeinenImpfpflicht stand er hingegen ablehnend gegenüber. Kurz darauf, im Dezember 2021 sprach die Universität Halle eine vorläufige Dienstenthebung gegen ihn aus.

Lauterbach, Karl: Der amtierende deutsche Gesundheitsminister ist bekannt als einer der rigidesten Maßnahmenbefürworter und Totalitarist in der Coronapolitik. Er ist seit dem Sommer 2021 aufgrund seiner ausgrenzenden und spaltenden Politik unzähligen Hasskommentaren und sogar Morddrohungen ausgesetzt. Dabei war er in *Fernsehtalkshows* früher einmal ein gerngesehener Gast, nicht zuletzt seiner meist ungewollten humorigen Gesprächsbeiträge wegen.

Karl Lauterbach ist Sohn des Molkereiarbeiters Wilhelm Lauterbach und dessen Frau Gertrud. Seit 1982 studierte er Humanmedizin an der RWTH Aachen, an der Universität in Tucson, Arizona und an der Universität in San Antonio, Texas (USA). 1989 legte er in Aachen die Ärztliche Prüfung ab und wurde 1991 zum Dr. med. promoviert. 1996 beauftragte ihn die Universität Köln als neu berufenen Professor mit der Gründung ihres Instituts für Gesundheitsökonomie, Medizin und Gesellschaft (IGMG), das Ende Februar 1997 den Betrieb aufnahm. 1998 wurde er Direktor dieser Einrichtung, inzwischen umbenannt in Institut für Gesundheitsökonomie und Klinische Epidemiologie (IGKE). Dort ist er heute wegen seines Bundestagsmandats beurlaubt.

Von 1989 bis 1992 studierte er an der (vermeintlichen) Elite-Universität Harvard die Fächer Gesundheitspolitik und Management und schloss 1990 mit dem *Master für Öffentliche Gesundheit* (MPH) und 1992 mit dem Master für Wissenschaft (M.Sc.) sein Studium ab. Während dieses Studiums lernte er Angela ⇢ Spelsberg kennen, die ebenfalls in Harvard studierte, und zwar Epidemiologie. Sie heirateten 1996. Seit 2004 lebte Lauterbach getrennt von Spelsberg, 2010 erfolgte die Scheidung. In den Jahren zwischen der Trennung und der Scheidung habe man »ununterbrochen« vor Gericht um Unterhaltszahlungen für die vier Kinder gekämpft, so Spelsberg. »Vor Gericht hatte ich den Eindruck, als ob Geld und Karriere das Wichtigste für ihn seien«, sagte sie. Und: »Ich wollte nie Unterhalt für mich, nur für meine Kinder.« Im Januar 2013 habe man nach sieben Jahren mühsam einen Vergleich geschlossen. In der wissenschaftlichen Einschätzung bezüglich der Coronapandemie vertreten sie heute diametral entgegengesetzte Positionen.

Seit 2008 ist Lauterbach außerplanmäßiger Professor für Gesundheitspolitik und Gesundheitsmanagement an der Harvard-Hochschule für Öffentliche Gesundheit.

Seine politische Karriere startete Lauterbach bei der CDU, 2001 wechselte er die Seiten und wurde SPD-Mitglied. Seit 2005 ist er Abgeordneter im Deutschen Bundestag. Seine Bekanntheit erlangte er als regelmäßiger *Talkshow*-Gast mit bizarren Äußerungen und als Träger von modischen Herrenfliegen. Nachdem er einen gewissen Prominentenstatus erreicht hatte, sowie auf Anraten eines Sohnes, verzichtete er auf den Querbinder-Fetisch. Seine Sammlung von 100 eingemotteten Fliegen lagern jetzt nach seinen Angaben in zahlreichen Kartons in einer Kölner Wohnung.

Am 8. Dezember 2021 löste er Jens Spahn als deutschen Gesundheitsminister ab. Seit Beginn der Covid-19-Pandemie 2020 trat Lauterbach immer häufiger als sogenannter Gesundheitsexperte in *Talkshows* und Fernsehinterviews auf. Auch im Jahr 2021 war er der am häufigsten eingeladene Gast in deutschen *Talkshows*. Er verbreitete Panik und polarisierte wie sonst kaum einer in der deutschen Politik. Seine organisatorischen Qualitäten werden sogar in seiner eigenen Partei angezweifelt. Im Februar 2022 veröffentlichte er das Buch »Bevor es zu spät ist: Was uns droht, wenn die Politik nicht mit der Wissenschaft Schritt hält«. Gemeint ist die offizielle Wissenschaft, die keinen Diskurs zulässt. Im März 2022 besuchte er die Ukraine, in der für Lauterbach wegen des Krieges ein besonderes Ausbreitungspotential für die vermeintliche Pandemie bestehe.

Im April, kurz vor Ostern des Jahres 2022, plante laut Behördenangaben eine Telegram-Gruppe namens Vereinte Patrioten mit der »Operation Klabautermann« die Entführung des Ministers, was vereitelt werden konnte. Alle Ermittlungen gegen die Drahtzieher führten in Leere.

Am 30. Juni 2022 erging ein Offener Brief an Bundesgesundheitsminister Lauterbach, in dem sein Rücktritt gefordert wurde. Grundsätzlich müsse ein Gesundheitsminister professionell verschiedene Meinungen und Expertisen anhören und analysieren können, um daraus die richtigen Entscheidungen abzuleiten. Dies gelinge ihm offensichtlich nicht. Er diffamiere wissenschaftliche Meinungen, Expertisen und Studien, welche nicht in sein politisches Konzept passen würden. Die Rücktrittsaufforderung wurde von 21 Initiativen aus dem gesamten Bundesgebiet unterzeichnet. Neben den weiteren Adressaten, dem Bundespräsidenten Dr. Frank-Walter Steinmeier sowie Bundeskanzler Olaf Scholz, wurde diese Aufforderung an die Bundestagspräsidentin Bärbel Bas sowie an alle Bundestagsfraktionen gesendet.

Lenz, Anselm: Ein deutscher Publizist, Dramaturg und Journalist. Mit seinem Kollegen Hendrik Sodenkamp organisierte er ab dem 28. März 2020 die weltweit ersten Demonstrationen gegen die Coronamaßnahmen auf dem Berliner Rosa-Luxemburg-Platz. In der von ihm gegründeten Kommunikationsstelle Demokratischer Widerstand meldeten sich aus ganz Deutschland Menschen, die für ihre jeweilige Postleitzahl Ansprechpartner wurden. So entstand die dezentrale Demokratiebewegung in Deutschland. Seit dem 17. April 2020 gibt Anselm Lenz gemeinsam mit Batseba N'Diaye, Hendrik Sodenkamp und mit Prof. Giorgio Agamben die gedruckte Wochenzeitung *Demokratischer Widerstand* heraus, die seitdem deutschlandweit abonniert und verteilt wird.

Reiss, Karina: Die deutsche Biochemikerin und Hochschullehrerin ist mit dem Facharzt für Mikrobiologie und Infektionsepidemiologie Sucharit ⇢ Bhakdi verheiratet. Die beiden haben ein gemeinsames Kind. Seit 2006 nahm sie eine Juniorprofessur am Biochemischen Institut der Universität Kiel wahr, 2008 erlangte sie eine W2-Professur. Gemeinsam mit ihrem Mann veröffentlichte sie ein Buch mit dem Titel »Corona Fehlalarm? Zahlen, Daten und Hintergründe«, welches das Thema kritisch beleuchtete und innerhalb weniger Tage zum Amazon- wie auch *Spiegel*-Bestseller auf Platz 1 wurde.

Schiffmann, Bodo: Facharzt für Hals-Nasen-Ohrenheilkunde und Leiter der Schwindelambulanz Sinsheim. Im Frühjahr 2020 klärte er in einer Videoreihe über die relative Ungefährlichkeit des Coronavirus und die Unverhältnismäßigkeit der ergriffenen Maßnahmen auf. Er gründete zusammen mit Rechtsanwalt Ralf Ludwig und Victoria Hamm im April 2020 die Partei »Widerstand 2020«. Diese hatte innerhalb von zwei Wochen 40.000 Mitglieder, mehr als die AFD. Er wandte sich an Politiker des Bundestages, sie sollten übertreten, noch innerhalb der Legislaturperiode ihre Stimme seiner Partei geben, so dass politische Einflussnahme wieder möglich würde. Am 4. Mai 2020 trat Bodo Schiffmann auf Grund von Unstimmigkeiten mit Parteikollegen wieder aus der Partei aus. Ab dem Oktober 2020 war er für mehrere Wochen gemeinsam mit dem Laienprediger Samuel Eckert und dem Rechtsanwalt Ralf Ludwig auf der ⇢ Corona-Info-Tour in Deutschland unterwegs.

Am 27. Oktober 2020 durchsuchten Polizeikräfte sein Haus, da der Arzt angeblich unbegründete Atteste ausgestellt haben soll.

Aufgrund massiver Diffamierungen, Verfemungen und auch Morddrohungen setzte sich Bodo Schiffmann nach Tansania ab, vor allem, um seine Familie zu schützen. Er äußerte, dass er gerne wiederkomme, wenn die Bundesrepublik zu Formen der Rechtsstaatstaatlichkeit zurückgekehrt sei. Im April 2022 erhob die Staatsanwaltschaft Heidelberg Anklage gegen ihn, da er angeblich falsche Maskenatteste ausgestellt hatte. Außerdem wurde ihm, wie vielen anderen Oppositionellen, der Straftatbestand der Volksverhetzung vorgeworfen.

Schöning, Dr. Heiko: Arzt und Offizier der Bundeswehrreserve aus Hamburg, gründete Anfang 2020 mit anderen Medizinern, wie dem Arzt Dr. Walter Weber die »Ärzte für Aufklärung«, der sich bereits im Juni 2020 über 500 Ärzte angeschlossen hatten. Ein »Außerparlamentarischer Corona Untersuchungsausschuss« (ACU) wurde eingesetzt. Die Initiative verschickte im Rahmen einer Aufklärungskampagne 500 Bücher von Professor Bhakdi und Dr. Reiss mit dem Titel »Corona – Fehlalarm!« an Ortsämter in der ganzen Bundesrepublik. Am 26. September 2020 wurde Schöning in London verhaftet. Er hatte an einer Demonstration auf dem Trafalgar Square in London teilgenommen, um gegen die Coronamaßnahmen der britischen Regierung zu protestieren. Im November 2021 erschien sein Buch und Kartenspiel »Game Over. Covid-19, Anthrax-01«.

Shi Zhengli: Im Jahr 2005 stellte ein Team unter der Leitung von Shi Zhengli und ihrer Kollegin Cui Jie fest, dass Sars-Cov-1 von Fledermäusen stammt. In den Jahren darauf unternahmen sie daher Forschungsreisen in die chinesische Provinz Yunnan, wo sie in Höhlen Speichel- und Kotproben von Hufeisennasen, einer Fledermausart, nahmen. Fünf Jahre lang analysierten sie die Proben, in denen sie die ⇢ Coronaviren fanden und sequenzierten das Erbgut von 15 Virenstämmen.

Die Forscherin Shi Zhengli und ihre Kollegin Cui Jie beschäftigten sich bereits seit Jahren mit Coronaviren. Am 4. April 2018 berichtete sie über die Übertragung der Coronaviren von Fledermäusen auf Schweine. Am 2. März 2019 hielt sie es für wahrscheinlich, dass es in China zu einem Übergang von neuen Coronaviren auf den Menschen kommen könnte und warnte davor.

Als sich Gerüchte verbreiteten, dass der Virus aus dem Wuhan-Labor stamme, ging Shi Zhengli als leitende Forscherin für Fledermausviren am Institut an die Öffentlichkeit und sagte, sie würde »mit ihrem eigenen Leben garantieren«, dass der Ausbruch nichts mit dem Labor und der dortigen Forschung zu tun habe. Obwohl die Regierung in Peking verneinte, der Virus könne aus dem Labor stammen, wurden neue Gesetze erlassen, die ein verbessertes Management von Virus-Forschungslaboren zur Gewährleistung der »biologischen Sicherheit« fordern.

Spahn, Jens: Bis Dezember 2021 war er deutscher Bundesminister für Gesundheit. In seiner Ausbildung machte er eine Lehre zum Bankkaufmann. Seit 2002 ist er Mitglied des Bundestages. Neben seiner Tätigkeit als Bundestagsabgeordneter studierte er Politikwissenschaft an der Fernuniversität Hagen und erwarb 2008 den Bachelor of Arts, 2017 den Abschluss Master of Arts.

2012 wurde er von der Lobby-Organisation Friends of You (dt. Wir sind deine Freunde) zu den *40under40 – European Young Leaders* gewählt, also den 40 einflussreichsten europäischen »Führern« unter 40 Jahren. Er absolvierte das sogenannte *Young Leader Program* des American Council on Germany (dt. Amerikanischer Rat für Deutschland), welches dem Council on Foreign Relations (dt. Rat für auswärtige Beziehungen) angegliedert ist, einer amerikanischen »Denkfabrik«, die in den Zwanziger-Jahren von Vertretern der Finanzelite gegründet worden war. Der Amerikanische Rat für Deutschland wurde 1952 gleichzeitig mit seiner deutschen Schwesterorganisation der Atlantik-Brücke ins Leben gerufen. Jens Spahn ist auch Mitglied dieses Lobbyistenverbands. Auch die großen deutschen Medienkonzerne und die sogenannten Öffentlich-Rechtlichen sind alle in irgendeiner Form bei der Atlantik-Brücke vertreten.

Spahn ist mit dem Chef-Lobbyisten von Burda-Medien Daniel Funke verheiratet. Auch an der »Bilderberg-Konferenz« im amerikanischen Bundesstaat Virginia im Jahr 2017 nahm Jens Spahn teil. 2018 wurde Spahn zum Gesundheitsminister ernannt, obwohl er in seiner gesamten Laufbahn keine Ausbildung im Gesundheitsbereich gemacht hatte. Einen Monat nach seiner Ernennung erhielt er Besuch von Bill ⇢ Gates, der ihn auf die gewünschte globale Gesundheitspolitik einschwor.

Er ließ im November 2019 den Bundestag ein umstrittenes digitales Versorgungsgesetz beschließen. Hier ging es um eine Gesundheits-*App*, auf der sämtliche Patientendaten gespeichert werden sollten. Die Möglichkeit für Versicherte, der Weitergabe ihrer Daten zu widersprechen, war nicht vorgesehen. Es gab erhebliche datenschutzrechtliche Bedenken gegen das Gesetz. Anfang 2020 schafte Spahn eine neue Abteilung für Gesundheitssicherheit, deren Gründung schon 2019 geplant worden war. Geleitet wurde diese Abteilung von Hans-Ulrich Holtherm, einem Bundeswehrgeneral, der zuvor eine neu gegründete NATO-Behörde geführt hatte, wo es um »frühzeitige Detektion von infektiösen Krankheitsausbrüchen in nahezu Echtzeit« ging sowie eine »zentralisierte Überwachung der eingesetzten Streitkräfte«. Holtherm trug bei seiner neuen Arbeit im Gesundheitsministerium weiterhin Uniform, leitete den Coronakrisenstab und beriet Spahn. Mit der Verschmelzung von Militär und Medizin lag der Gesundheitsminister im Trend.

Während der Coronakrise war Spahn sehr auf eine Corona-Warn-*App* fokussiert, Apple und Google wollten jedoch Daten weiterhin dezentral und privat speichern, wodurch Differenzen entstanden. Seit Juni 2020 war die *App* in Deutschland und seit Anfang Juli 2020 auch in allen Staaten der EU zum Herunterladen verfügbar. Sie wurde von der deutschen Bevölkerung nicht angenommen und kaum genutzt.

Im September 2020 wurde bekannt, dass Jens Spahn gemeinsam mit seinem Ehemann in Berlin-Dahlem eine Villa für rund vier Millionen Euro gekauft hatte. Auch für einen Politiker ist solch eine Ausgabe für eine Luxusvilla nicht zu stemmen. »Nur« etwa 20.000 Euro brutto im Monat verdiente Jens Spahn als Gesundheitsminister und Bundestagsabgeordneter. Er finanzierte den Kauf zum Teil mit einem Sparkassenkredit, wobei er zuvor jahrelang im Verwaltungsrat der Bank gesessen hatte.

Medien und YouTubern, die den Kaufpreis seiner Villa erwähnten, drohte er mit einer Klage.

Spelsberg, Angela: Fachärztin, sie leitet das Tumorzentrum in Aachen und ist die Ex-Frau des Politikers und Gesundheitsökonomen Karl ⇢ Lauterbach. Gemeinsam studierten sie in Harvard, er Öffentliche Gesundheit und Management und sie Epidemiologie. Sie vertrat öffentlich genau entgegengesetzte Positionen von ihm und kritisierte seine Politik.

Streeck, Hendrik: Er ist Professor für Virologie und Direktor des Instituts für Virologie und HIV-Forschung an der Medizinischen Fakultät der Universität Bonn. Dort leitete er eine Studie über den Corona-Ausbruch nach einer Karnevalsfeier in Gangelt, einer Gemeinde im nordrhein-westfälischen Kreis Heinsberg. Ein infiziertes Ehepaar hatte dort die erste größere Ausbreitung des Virus in Deutschland verursacht. Diese am 4. Mai 2020 veröffentlichte sogenannte Covid-19-Case-Cluster-Studie (Heinsberg-Studie) ergab, dass in Bezug auf Infizierte eine große Dunkelziffer existierte, die zehnmal größer war, als ursprünglich angenommen. Demnach gab es damals bundesweit bereits 160.000 Infizierte und 130.000 Genesene. Von den Infizierten hatten in Gangelt 22 Prozent keine Symptome. Die Sterblichkeitsrate lag der Studie zufolge bei 0,37 Prozent und somit auf Höhe der Grippe.

Die Studie wurde von der PR-Agentur »StoryMachine« vom 6. bis zum 12. April 2020 von zehn Mitarbeitern begleitet. Die Studie geriet in die Kritik. Streeck wurde vorgeworfen, es sei ihm darum gegangen, in der Öffentlichkeit die Botschaft zu vermitteln, dass Lockerungen des *Lockdowns* eine gute Sache wären. Sowohl Drosten als auch Wieler kritisierten die Studie und Politiker wie Peter Altmaier und Bundeskanzlerin Angela Merkel warnten vor »voreiligen Schritten«. Der damalige Ministerpräsident von Nordrhein-Westfalen Armin Laschet setzte eine Expertengruppe ein, der unter anderem Hendrik Streeck, Udo Di Fabio, Christiane Woopen und Christoph M. Schmidt angehörten. Diese schlug vor, einzelne Bereiche des öffentlichen Lebens nach und nach wieder zu öffnen und Eindämmungsmaßnahmen differenzierter zu steuern, darunter Schulen, Universitäten und den Einzelhandel. Das wurde von der Politik abgelehnt.

Wieler, Lothar H.: Ein deutscher Tiermediziner und Mikrobiologie. Er studierte Veterinärmedizin in Berlin und München und wurde 1988 an der Ludwig-Maximilians-Universität München promoviert, 1996 habilitierte er an der Justus Liebig-Universität Gießen im Fach Infektionskrankheiten und Hygiene der Tiere. Von 1998 bis 2015 war er Professor für Mikrobiologie und Tierseuchenlehre an der der FU Berlin. Seit März 2015 ist er Präsident des Robert-Koch-Instituts (RKI). Während der Coronapandemie 2020 bis 2022 erreichte er eine deutschlandweite Bekanntheit.

Lothar Wieler hat noch viele weitere Ämter inne. Seit Oktober 2017 ist er Mitglied im Vorstand der »Internationalen Vereinigung der nationalen Gesundheitsinstitute« (IANPHI), die vorrangig von der Rockefeller-Stiftung, aber auch von der ⇢ Bill-und-Melinda-Gates-Stiftung finanziert wird. Die IANPHI besteht aus mehr als 100 Mitgliedern in ungefähr 90 Ländern.

Ein proklamiertes Ziel der IANPHI ist die Verbesserung der öffentlichen Gesundheit durch Stärkung oder Schaffung von nationalen Gesundheitsinstituten, wie dem RKI.

Seit Februar 2018 sitzt er im Beirat für Gesundheitsforschung *(European Advisory Committee on Health Research)* des Regionalbüros der WHO in Europa. Dieses Büro kümmert sich nach eigenen Aussagen um »evidenzgeleitete Politikgestaltung«, also darum, wie Einfluss auf politische Entscheidungen genommen werden kann.

Seit Mai 2018 ist er Mitglied der »Strategischen und technischen Beratergruppe für Infektionsgefahren« (STAG-IH), welche anlässlich des Ebola-Ausbruchs 2018 von der WHO eingerichtet wurde. Seit Juni 2019 ist er Co-Vorsitzender der *Working Group on Influenza Preparedness and Response* der ⇢ Weltgesundheitsorganisation (WHO). Diese Arbeitsgruppe arbeitete Leitfäden und Vorsorgepläne im Falle einer pandemischen Influenza aus. Es geht in diesen Schriften um die Rolle der WHO und um Empfehlungen für nationale Maßnahmen während Pandemien.

Wie wir sehen, ist Lothar Wieler sehr verbandelt mit der Weltgesundheitsorganisation, die für ihn praktisch ein weiterer Arbeitgeber neben dem Robert-Koch-Institut ist. Sowohl das Robert-Koch-Institut als auch die WHO erhalten seit Jahren erhebliche Zuwendungen und projektgebundene Gelder von der ⇢ Bill-und-Melinda-Gates-Stiftung für die Erforschung der Pocken und von Corona-Impfstoffen. In diesem Zusammenhang wird die Unabhängigkeit der wissenschaftlichen Arbeit der Gesundheitsinstitute angezweifelt. Verantwortlichen wie Lothar Wieler, Jens ⇢ Spahn und Christian ⇢ Drosten wird vorgeworfen, sie würden als Marionetten agieren.

Von Wieler stammt der Satz zu den Coronamaßnahmen: »Diese Regeln dürfen niemals hinterfragt werden.« In einem Interview des Senders *Phoenix* vertrat Wieler am 15. Oktober 2020 die These, der Virus werde sich im Verlauf der Zeit wie ein harmloser Schnupfenvirus entwickeln, womit er zweifellos Recht hatte.

Wodarg, Wolfgang: Er ist ein deutscher Mediziner und Politiker. 1981 übernahm er die Leitung des Gesundheitsamts der Stadt Flensburg, wo er bis 1994 als Amtsarzt arbeitete. Er hat an der Johns-Hopkins-Universität studiert, war Vorsitzender des Gesundheitsausschusses im Europarat und saß von 1994 bis 2009 im Bundestag für die SPD.

Während seiner Tätigkeit im Ausschuss für »Wirtschaftliche Zusammenarbeit und Entwicklung« von 2005 bis 2009 war Wodarg Berichterstatter für alle gesundheitsbezogenen Themen mit folgenden Schwerpunkten: Maßnahmen im weltweiten Kampf gegen HIV/Aids, Malaria, Tuberkulose und vernachlässigte Krankheiten in den armen Ländern. Er war der Initiator der Untersuchungen des Europarates zur »Pandemie« H1N1, zur Rolle der Impfstoffhersteller und der ⇢ Weltgesundheitsorganisation. 2009 berichtete er hierüber in der *Arte*-Reportage »Profiteure der Angst: Das Geschäft mit der Schweinegrippe« (⇢ Profiteure der Angst). Für die Aufarbeitung wurde er hoch angesehen. Er selbst hielt den Umgang mit der Schweinegrippe für einen der größten Medizinskandale des Jahrhundert.

Nachdem im Jahr 2019 der Gesundheitsminister Jens Spahn im Rahmen einer Digitalisierung des Gesundheitssystems mehrere Gesetze eingebracht hatte, die den Zugriff auf Patientendaten und Gesundheitsdaten für eine zentralisierte Datenspeicherung und -verarbeitung legitimierten, schrieb Wodarg am 9. November 2019 einen Offenen Brief an den Bundespräsidenten Frank-Walter Steinmeier, in dem er seinem Ärger über die Gesetze von Spahn Luft machte. Er verglich die Gesetzgebung mit einem Staatsstreich.

Als sich nun Anfang 2020 mit der ausgerufenen Coronapandemie die Ereignisse der Schweinegrippe zu wiederholen begannen, war Wodarg einer der ersten, der auf die Barrikaden ging. In einem Meinungsbeitrag und in der am 10. März ausgestrahlten Sendung »Frontal21« bezeichnete er die Quarantänemaßnahmen und Verbotsregelungen als »Panikmache« und erklärte, Epidemien mit Coronaviren träten jedes Jahr auf und bedürften keiner besonderen Schutzvorkehrungen oder Tests. Hierbei bezog er sich auf eine in der wissenschaftlichen Fachzeitschrift *PNAS* veröffentlichte Studie. Das Robert-Koch-Institut und die WHO »distanzierten« sich von Wodargs Aussage.

Seither wurde Wodarg von den öffentlich-rechtlichen Medien geschasst. Am 17. März gab er dem Journalisten Ken Jebsen ein Interview, in dem er erklärte, dass wir ohne ⇢PCR-Test von einer Pandemie nichts bemerkt hätten. Am 25. März 2020 entschied »Transparency International Deutschland«, Wodargs Vereinsmitgliedschaft »bis auf Weiteres ruhend zu stellen«. Auch die Politik und sämtliche großen Medien nahmen gegen ihn eine ablehnende bis herabwürdigende Stellung ein.

In dem Artikel »Krieg gegen einen Joker« vom 4. Mai 2020 verdeutlichte Wodarg, um was es aus seiner Sicht tatsächlich bei der ausgerufenen Pandemie ginge. Er ist regelmäßig Gast im Corona-Ausschuss (→ Stiftung Corona-Ausschuss) um Dr. Reiner → Füllmich. Im Juni 2021 veröffentlichte Wodarg das Buch »Falsche Pandemien – Argumente gegen die Herrschaft der Angst«.

Xi Jinping: Staatschef der Volksrepublik China. Trotz großer Unterdrückungsmechanismen ist die Mehrheit der Bevölkerung sehr loyal gegenüber der kommunistischen Regierung und vor allem gegenüber Xi Jinping, da dieser ihnen einen gesellschaftlichen Aufstieg ermöglichte.

Zhong Nanshang: Ein chinesischer Forscher und Arzt für Atemwegserkrankungen. Zhong hatte bereits für die Bewältigung der Sars-Pandemie 2002 und 2003 internationale Anerkennung erlangt.

Damals arbeitete er am Institut für Atemwegserkrankungen der Stadt Guangzhou und zog sich wohl im Zusammenhang mit seiner Arbeit eine Lungenentzündung zu. Er beschloss, sich nicht im Krankenhaus behandeln zu lassen, um zu vermeiden, in der Bevölkerung Angst und Panik auszulösen. Stattdessen kurierte er sich zu Hause, kehrte dann sofort wieder ans Institut zurück und leitete die Pandemiebekämpfung. Zhong setzte zum ersten Mal bei der Behandlung von Sars-Patienten nichtinvasive Beatmungsmethoden ein. Statt Antibiotika wurde mit Cortison behandelt, was später zur Standardmethode im Kampf gegen Corona in China wurde. Als Delegierte unter der Leitung von Dr. Evans von der WHO Anfang April 2003 China besuchten, stellte Zhong die Merkmale von Sars sowie die Behandlungs- und Präventionsmethode in China vor. Seine Methoden wurden auf der ganzen Welt übernommen.

Als sich nun im chinesischen Wuhan Anfang Januar 2020 erneut einige Menschen mit dem, wie es hieß »neuartigen« Coronavirus infizierten, war es Zhong, der als erster auf dessen Gefährlichkeit aufmerksam machte. Am 20. Januar 2020 verkündete der Facharzt, dass die durch diesen Virus verursachte Lungenentzündung auch von Mensch zu Mensch übertragbar sei und sich bereits 14 Mitarbeiter des medizinischen Personals der Stadt angesteckt hätten. Er besuchte Wuhan und machte entgegen den Einschätzungen der Gesundheitsbehörden der Stadt eine Neubewertung der Situation. Es gab zu diesem Zeitpunkt noch keine großen Ausbrüche. Dennoch kam er zu dem Schluss, dass der »neuartige Virus« ansteckender sei, als es zuvor bewertet worden war und warnte das Zentralkomitee der Kommunistischen Partei Chinas vor den Behörden in Wuhan, welche die Schwere des Ausbruchs unterschätzten. Zhong ist selbst Mitglied des Zentralkomitees.

Noch am selben Tag wurde diese Neueinschätzung im staatlichen Fernsehen verkündet. Nun wurde Zhong Nanshang erneut zum Berater bei der Bewältigung der »Seuche«. In der westlichen Presse hieß es, er habe die offizielle Linie der Regierung widerlegt, welche die Schwere der Krise heruntergespielt hätte.

DAS INFEKTIONSSCHUTZGESETZ ALS NEUES GRUNDGESETZ

von Beate Bahner

Von A bis Z finden sich mal kurz, mal sehr ausführlich erklärt nahezu alle Begrifflichkeiten, mit denen wir seit März 2020 konfrontiert wurden. Dieses Corona-ABC ist wichtig, es ist hilfreich, es macht Spaß und es füllt eine Lücke in der bisherigen kritischen Literatur zur angeblichen »epidemischen Lage von nationaler Tragweite«, die im März 2020 aus heiterem Himmel und ohne jedwede Gesetzesbegründung in Paragraph 5 des Infektionsschutzgesetzes verankert und im November 2021 wieder »abgeschafft« wurde.

Medizinische Begriffe wie Antikörper, asymptomatisch, Atemwegserkrankungen, *Booster*-Impfung, CT-Wert, Durchseuchung, Fallzahlen, Herdenimmunität, Impfdurchbruch, Impfstoffe, Infizierte, Inkubationszeit, Inzidenz, mRNA, PCR-Test, *Primer*, Risikogruppen, Sars-Cov-2, Sensitivität und Spezifität, Viren und Zoonose.

Es finden sich juristische Begriffe wie Ausnahmezustand, Berufsverbot, Demokratie, epidemische Lage von nationaler Tragweite, Bundesnotbremse, Grundgesetz, Grundrechte, Infektionsschutzgesetz, Menschenrechte, Notstandsgesetze.

Es finden sich insbesondere auch die maßgeblichen Organisationen, die im Zusammenhang stehen mit der Coronalrise wie etwa die Bill-und-Melinda-Gates-Stiftung, die CDC (Centers for Disease Control and Prevention), CEPI (deutsch: Koalition für Innovationen in der Epidemievorbeugung), GAVI (Globale Allianz für Impfstoffe und Immunisierung), *Global Preparedness Monitoring Board* (GPMB, deutsch: Komitee zur Überwachung der weltweiten Einsatzbereitschaft), Johns-Hopkins-Universität, Leopoldina – Nationale Akademie der Wissenschaft, Rockefeller-Stiftung, *Strategic Advisory Group of Experts* (SAGE), STIKO, Vereinte Nationen, Wellcome Trust, WHO, Weltwirtschaftsforum (WEF).

Es finden sich aber auch Begriffe, die in der Coronakrise neu platziert wurden wie etwa *Dashboard*, Impfdurchbruch, *Lock-Step*, *Lockdown*, Narrativ, Neue Normalität, Schuldenbremse, *Social Distancing*, Strategiepapier, *Superspreader* und *Superspreading-Events*, Vierte Industrielle Revolution.

Aufgelistet werden auch einige Organisationen und Vereinigungen, die erst im Zusammenhang mit der Coronakrise entstanden sind wie etwa #allesdichtmachen, Anwälte für Aufklärung, Appell für freie Debattenräume, Die Basis, Corona-Infotour, Klagepaten, Querdenker und »Wir machen auf«.

Viele dieser Begriffe greifen ineinander, bedingen dann erst juristische Konsequenzen, die seit 2020 in vielen Tausenden Prozessen vor den Amtsgerichten, Verwaltungsgerichten und Arbeitsgerichten verhandelt werden und den neuen Begriff des Coronarechts rechtfertigen. Das Coronarecht unterscheidet sich vom sonstigen Recht insbesondere dadurch, dass es in beispielloser Weise völlig ungeprüft dem neuen Narrativ einer angeblichen Seuche folgt und alle Maßnahmen diesem Narrativ untergeordnet werden – mit der Maßgabe, dass die absurdesten Maßnahmen wie Maskenpflicht im Freien, Kontaktverbote, Besuchsverbote, Arbeitsverbote, Abstandsgebote, Schließung von Geschäften, tägliche Testungen und jetzt auch die Covid-Impfungen streng sanktioniert werden dürfen und sämtliche Maßnahmen von fast allen Gerichten gehalten werden. Und zwar meist im sogenannten Eilverfahren, ohne die beeindruckenden Studien und Meinungen zu hören, die wissenschaftlich und evidenzbasiert jede einzelne Maßnahme widerlegen und ohne jedwede eigene gerichtliche Überprüfung der Behauptung einer »Epidemie«. Drosten, Wieler, das RKI, der Gesundheitsminister, sie sind die einzigen Experten, denen man seit März 2020 glauben und vertrauen darf, mit einer meisterhaft instruierten und vermutlich ordentlich korrumpierten Medienlobby hinter sich.

Das Grundgesetz ist damit im *Ranking* von Platz 1 der Rechtshierarchie auf einen der allerletzten Plätze gefallen, es ist vom rechtlichen Thron gestoßen worden durch das Infektionsschutzgesetz (zuvor Bundesseuchengesetz). Dieses Infektionsschutzgesetz fristete, aufgrund unseres guten Gesundheitssystems, unserer strengen Hygienebestimmungen in Gastronomie und Wirtschaft und einer daraus resultierenden geringen Gefahr von Seuchen und lebensbedrohlichen Infektionen, ein beschauliches Schattendasein. Selbst im Fachgebiet des allgemeinen Arzt- und Medizinrechts trat es – jedenfalls in meiner 27-jährigen Anwaltstätigkeit – nie in Erscheinung.

Das hat sich mit Einführung der Pandemie im März 2020 radikal geändert. Das Infektionsschutzgesetz ist jetzt das neue Grundgesetz. Allerdings mit verkehrten Vorzeichen: Hatte das Grundgesetz noch die Prämisse, dass dem Bürger aufgrund seiner in Artikel 1 bis 19 verankerten Grundrechte alles erlaubt sei, was nicht (ausnahmsweise und ausdrücklich und mit entsprechend fundierter Begründung) verboten wurde, so zeigt sich das Infektionsschutzgesetz von einer gegenteiligen, dunklen, autoritären und totalitären Seite: Alles kann danach verboten werden (ausgehen, singen, beten, tanzen, frei atmen, soziale Kontakte, Berufsausübung und vieles mehr), wenn es nicht in seinen neuen Regelungen und den hunderten und tausenden sich ständig wechselnder Rechtsverordnungen, Richtlinien und Allgemeinverfügungen ausnahmsweise erlaubt ist.

Corona hat also mit einem Schlag die Vorzeichen geändert: Nichts mehr ist dem Bürger erlaubt, wenn nicht der Staat ausnahmsweise und gnädigerweise es gestattet. Die Kontrolle wird engmaschig und streng vor Ort (etwa bei Demonstrationen und Spaziergängen) durch neu schwarz eingekleidete, junge, maskierte und bewaffnete Polizisten ausgeübt. Die Bundeswehr hilft dem Gesundheitsamt und bei Impfkampagnen in Alten- und Pflegeheimen. Dieses neue Coronanarrativ mit seinen tausenden kleinmaschigen und engstirnigen Regelungen hat eine unglaubliche Veränderung des gesellschaftlichen, sozialen, kulturellen und wirtschaftlichen Lebens verursacht. Und es hat zu einer permanenten Verwirrung rechtstreuer Bürger geführt, die sich den ungeheuerlichsten Grundrechtsverletzungen seit der Gründung der Bundesrepublik Deutschland nahezu hilflos ausgesetzt sehen.

Kinder kennen ihre Lehrer und Betreuer seit zwei Jahren nur noch maskiert, müssen täglich durch gesundheitsgefährdende und völlig unsinnige Tests ihre Gesundheit beweisen, sitzen im Winter bei offenen Fenstern in ausgekühlten Räumen, sind ins *Homeschooling* verbannt und waren damit vielleicht am härtesten von diesem Corona-Irrsinn betroffen. Nicht viel besser sieht es jedoch aus in Altenheimen und Kliniken. Diese sind heute Hochsicherheitstrakte, in denen die Alten und Kranken nicht mehr besucht werden dürfen, in denen diese angeblich so vulnerable Gruppe isoliert wurde, regelmäßig in Quarantäne gesteckt wurde, und die wie ihre Angehörigen einer nie gekannten Willkür der Heim- und Klinikleitungen ausgesetzt sind, ohne dass die Gerichte eingreifen und helfen. Angehörige dürfen ihren schwer erkrankten, oft alten, einsamen oder sterbenden Liebsten keine Besuche abstatten, allenfalls unter 3G-Regelungen und haben wie im Gefängnis allenfalls nur eine Stunde Besuchsrecht, freilich nur allein. Die Verstorbenen werden in Plastiktüten entsorgt, weil sie angeblich Corona hatten, eine Obduktion findet selbstverständlich nicht statt, den Angehörigen war sogar zeitweise das letzte Geleit untersagt.

Gesunde und impffreie Menschen werden diskriminiert und ausgegrenzt, zuerst durch entsprechende Aussagen der Politiker, Medien, Künstler oder Sportler, sodann durch Gesetze, Verordnungen mit entsprechenden Zutrittsverboten für nicht geimpfte Menschen, aktuell durch Berufsverbote im Gesundheitswesen oder harte Sanktionen bei der Bundeswehr.

Ihnen wird von Ärzten, die offensichtlich jedwede Verantwortung, Pflichtgefühl, und Berufsethos verloren haben, die notwendige ambulante und auch stationäre Behandlung versagt, wenn sie nicht geimpft sind. Damit sind die schlimmsten Dystopien wahr geworden, die wir nur aus dunklen Büchern und Filmen kennen.

Was hier innerhalb von zwei Jahren passiert ist, lässt redliche und rechtschaffene und gutgläubige Menschen schwindlig werden, lässt sie erzittern angesichts ihrer Kenntnis und Schuld der deutschen Geschichte, die sich im letzten Jahrhundert schon zweimal durch Diktatur, Gewalt, Menschenverachtung und Menschenvernichtung ausgewiesen hat, lässt sie erschaudern vor dem Wandel, den Medien und Politik in so rasanter Zeit bei der Mehrheit der Bevölkerung hervorgerufen hat: Die Seite des Gehorsams, der Anpassung, der vermeintlichen Rechtstreue, der Unterwerfung unter die Meinung angeblicher Wissenschaftlicher und Experten, die schon in der Schweinegrippe als wissenschaftliche Hochstapler entlarvt wurden.

Das ist menschlicher Horror, den wir noch vor zwei Jahren für vollkommen ausgeschlossen hielten. Und nur wenige Ausnahmen und Zeichen einer noch verbleibenden Menschlichkeit waren in den letzten zwei Jahren zu verzeichnen.

All dies wurde von langer Hand geplant und in einem wahren Meisterwerk an Propaganda, Bestechung, Lug und Betrug nicht nur in Deutschland, sondern in vielen Ländern der Welt, umgesetzt. Die hierfür zuständigen Organisationen sind im Buch von Sven Magnus Hanefeld aufgeführt. Die Beschäftigung mit diesen Organisationen zeigt deren Verstrickung in Pharma, Politik und Geld und führt uns vor Augen, mit welcher naiven und dummen

Gutgläubigkeit wir bislang unseren Politikern und Medien vertraut haben. Wir wurden durch Corona eines Besseren belehrt, wir haben viel dazugelernt in den letzten zwei Jahren. Wir haben freilich auch viel gewonnen an Einsichten, Erkenntnissen und vor allem an neuen Beziehungen zu Menschen, die unser unerschütterliches Aufwachen teilen und begleiten.

Einige Menschen aus allen Disziplinen waren hierbei an vorderster Front – sie haben ihre Kritik geäußert und versucht, diesem gigantischen Coronabetrug die Stirn zu bieten. Manche von ihnen haben dafür teilweise hart bezahlt, wurden diskreditiert und diffamiert, mussten ihren Beruf aufgeben oder sehen sich einer strafrechtlichen Hexenjagd ausgesetzt, die in einem demokratischen Rechtsstaat bislang absolut unvorstellbar war.

Hilfreich ist daher der zweite Teil dieses Buches, welches ein »Personen-ABC« mit einer Auswahl von Personen enthält, die im Zusammenhang mit der Coronazeit auf beiden Seiten in Erscheinung getreten sind. Es sind dies beispielsweise einige der wenigen Anwälte bundesweit, die das Coronarecht bearbeiten, Organisatoren von Demonstrationen gegen die Coronamaßnahmen, Ärzte und Wissenschaftler, die für und gegen das Narrativ sprechen und in den jeweiligen Kreisen bekannt geworden sind, wie Beate Bahner, Michael Ballweg, Sucharit Bhakdi, Christian Drosten, Anthony Fauci, Jeremy Farrar, Neil Ferguson, Reiner Füllmich, George Fugao, Bill Gates, John Ioannidis, Gunnar Kaiser, Alexander Kekulé, Karl Lauterbach, Anselm Lenz, Karina Reiss, Bodo Schiffmann, Heiko Schöning, Zhengli Shi, Jens Spahn, Angela Spelsberg, Hendrik Streeck, Lothar Wieler, Wolfgang Wodarg, Xi Jinping, Nanshang Zhong.

Diese Liste ist freilich bei weitem nicht vollständig und könnte vermutlich noch um viele Dutzend weitere sehr engagierte und couragierte Personen ergänzt werden. Dies wird jedoch vermutlich den Rahmen dieses Buches sprengen und vielleicht in einer kommenden Auflage nachgeholt.

Das Corona-ABC erhebt nicht den Anspruch auf Vollständigkeit. Der Autor wählte einerseits die Begrifflichkeiten aus, die freilich nicht fehlen dürfen, aber auch Begriffe, Namen oder Organisationen, die ihn in dieser Coronazeit besonders bewegt haben und ihm wichtig erscheinen.

Das Blättern in dem Corona-ABC ist spannend und animiert dazu, sich da und dort anhand der vielfältigsten Möglichkeiten in den Medien jedweder Art weiter zu informieren und tiefer zu graben. Denn jeder einzelne Aspekt ist es wert, weiter erforscht zu werden.

Das Blättern, das Nachlesen und Hängenbleiben in diesem neuen Corona-ABC ist eine anregende Lektüre, die man sicherlich auch mit Freunden oder den Liebsten teilen kann. Ich danke dem Autor und dem Verlag daher für diese großartige Idee, den damit verbundenen Einsatz und wünsche dem Buch von ganzem Herzen den verdienten Erfolg.

Mit besten Grüßen
Beate Bahner
Fachanwältin für Medizinrecht

LITERATUR

- Arvay, Clemens G.: Corona-Impfstoffe: Rettung oder Risiko?: Wirkungsweisen, Schutz und Nebenwirkungen der Hoffnungsträger, 2021.
- Bahner, Beate: Corona-Impfung: Was Ärzte und Patienten unbedingt wissen sollten, 2021.
- Bhakdi, Sucharit; Reiss, Karina: Corona Fehlalarm? Daten, Fakten, Hintergründe, 2020.
- Bhakdi, Sucharit; Reiss, Karina: Schreckgespenst Infektionen: Mythen, Wahn und Wirklichkeit, 2020.
- Bhakdi, Sucharit; Reiss, Karina: Corona Unmasked. Neue Daten, Zahlen, 2021.
- Bruder, Klaus-Jürgen et al. (Hgg.): Corona – Inszenierung einer Krise, Mai 2021.
- Engelbrecht, Torsten; Köhnlein, Claus: Virus Mania: Corona/Covid-19, Measles, Swine Flu, Cervical Cancer, Avian Flu, Sars, BSE, Hepatitis C, AIDS, Polio – How the Medical Industry Contually Invents Epidemics, Making Billion-Dollar Profits at Our Expense.
- Frank, Gunter: Der Staatsvirus: Ein Arzt erklärt, wie die Vernunft im Lockdown starb, 2021.

- Goldschmidt, Pablo: Der Corona Totalitarismus, März 2020
- Guérot, Ulrike: Wer schweigt stimmt zu – Über den Zustand unserer Zeit. Und darüber, wie wir leben wollen, 2022.
- Hanefeld, Sven: Der Corona-Skandal – Warum wir nicht alles glauben sollten!, Bremen 2020.
- Horx, Matthias: Die Zukunft nach Corona – Wie eine Krise die Gesellschaft, unser Denken und unser Handeln verändert, Mai 2020.
- Kaiser, Gunnar: Der Kult – Über die Viralität des Bösen, Januar 2022
- Kennedy, Robert F.: Das wahre Gesicht des Dr. Fauci – Bill Gates, die Pharmaindustrie und der globale Krieg gegen Demokratie und Gesundheit, 2022
- Mölling, Karin: Viren – Supermacht des Lebens, Mai 2020
- Muhm, Miryam: Die Wahrheit über Covid-19 – Licht ins Dickicht der Halbwahrheiten und wie Sie sich vor dem Virus schützen können, September 2020.
- Nyder, C. E.: Gesundheitsdiktatur – Bill Gates, das Virus und die Neue Weltordnung, September 2020.
- Osrainik, Flo: Das Corona Dossier – Unter falscher Flagge. Gegen Freiheit, Menschenrechte und Demokratie, 2021.
- Qaiser, Jamal; Miksch, Markus (Hrsg.): Covid-19: Falsche Pandemie – Die fatalen Fehler der Weltgesundheitsorganisation und was sie auslösten, August 2010.
- Roloff, Evelyn Lu Yen: Die Sars-Krise in Hongkong: Zur Regierung von Sicherheit in der Global City, 2007.
- Röper, Thomas: Inside Corona – Die Pandemie, das Netzwerk & die Hintermänner, Dezember 2021.
- Senger, Michael P.: Snake Oil: How Xi Jinping Shut Down the World, 2021.

- Schreyer, Paul: Chronik einer angekündigten Krise – Wie ein Virus die Welt verändern konnte, Frankfurt 2020.
- Schwab, Klaus; Malleret, Thierry: Covid-19 – Der große Umbruch, September 2020.
- Stelter, Daniel: Coronomics – Nach dem Corona-Schock: Neustart aus der Krise, 2020.
- Streeck, Hendrik Prof. Dr.: Hotspot – Leben mit dem neuen Coronavirus, 2021.
- Unger, Raymond: Das Impfbuch – Über Risiken und Nebenwirkungen einer Covid-19-Impfung, 2021
- Wodarg, Wolfgang: Falsche Pandemien – Argumente gegen die Herrschaft, 2021.

IM INTERNET

Anwälte für Aufklärung
https://www.afa.zone

Stiftung Corona-Ausschuss
https://corona-ausschuss.de

Corona-Schadensersatzklage
https://www.corona-schadensersatzklage.de

Außerparlamentarischer Corona-Untersuchungsausschuss
https://acu2020.org

Eltern stehen auf
https://elternstehenauf.de

Ärzte für Aufklärung
https://www.ärzte-für-aufklärung.de

Polizisten für Aufklärung
https://echte-polizisten.de/

Aktuelle Veranstaltungen, Termine, Demos, Spaziergänge, etc.
https://www.nichtohneuns.de

Appell für freie Debattenräume
https://idw-europe.org

Eine echte Zeitung: Demokratischer Widerstand,
https://demokratischerwiderstand.de

Alternativmedien:

Boris Reitschuster
https://reitschuster.de

Die *Talk*-Formate mit Jens Lehrich
https://www.fairtalk.tv

Die Achse des Guten von Henryk M. Broder und Dirk Maxeiner
http://www.achgut.com/

Team Freiheit – Werte verbinden
https://teamfreiheit.info

Rubikon-Magazin von Jens Lehrich, Flo Osrainik u.v.w.
https://www.rubikon.news

Apolut-Nachrichtenplattform
https://apolut.net

Multipolar-Magazin von Stefan Korinth, Paul Schreyer und Ulrich Teusch
https://multipolar-magazin.de

ÜBER DEN AUTOR

Sven Magnus Hanefeld, Jahrgang 1965, mit Wohnsitz in Bremen, ist heute Fotograf, Mediengestalter und Buchautor. In der Vergangenheit arbeitete er auch in anderen Berufen, so als Taxifahrer und Reiseleiter für London und als *Customer Service Representative* in Schottland für die Firma IBM. In den letzten Jahren hat er auf dem Gebiet der Fotografie mehrere Bücher veröffentlicht. Das Interesse an der Politik war immer präsent, so war er Mitglied in der Partei Die Linke sowie in der Partei Bündnis Grundeinkommen.

Die Coronakrise sah er von Anfang an kritisch, was ihn veranlasste, sich mit dem Thema eingehend zu beschäftigen. Mit dem Buch »Der Corona-Skandal – Warum wir nicht alles glauben sollten«, legte er erstmals seine Gedanken und Erkenntnisse nieder. Sein neuestes Werk »Das Corona-ABC« vertieft diese und erscheint im Sodenkamp & Lenz Verlagshaus in der Reihe »Schwarzbuch Corona«.

Erschienen im Sodenkamp & Lenz Verlagshaus

WERNER KÖHNE:
MINIMA MORTALIA, 2020

ULI GELLERMANN, TAMARA GANJALYAN (HGG.):
SCHWARZBUCH CORONA. ERSTER BAND.
DIE ERKENNTNISSE DES CORONA-AUSSCHUSSES, 2021

GUNNAR KAISER (HG.):
WIE KONNTE ES NUR SO WEIT KOMMEN?, 2021

KLAUS-JÜRGEN BRUDER, ALMUTH BRUDER-BEZZEL, JÜRGEN GÜNTHER (HGG.):
CORONA. INSZENIERUNG EINER KRISE, 2022

SVEN MAGNUS HANEFELD
SCHWARZBUCH CORONA. ZWEITER BAND.
DAS CORONA-ABC. VON ALARMISMUS BIS ZENSUR, 2022

Herbst 2022:

ANONYM
MANIFEST DER VERSCHWÖRUNG
(MANIFESTE CONSPIRATIONNISTE)

FLO OSRAINIK
CHRONIK EINER ABRECHNUNG

sodenkamplenz.de